JN001462

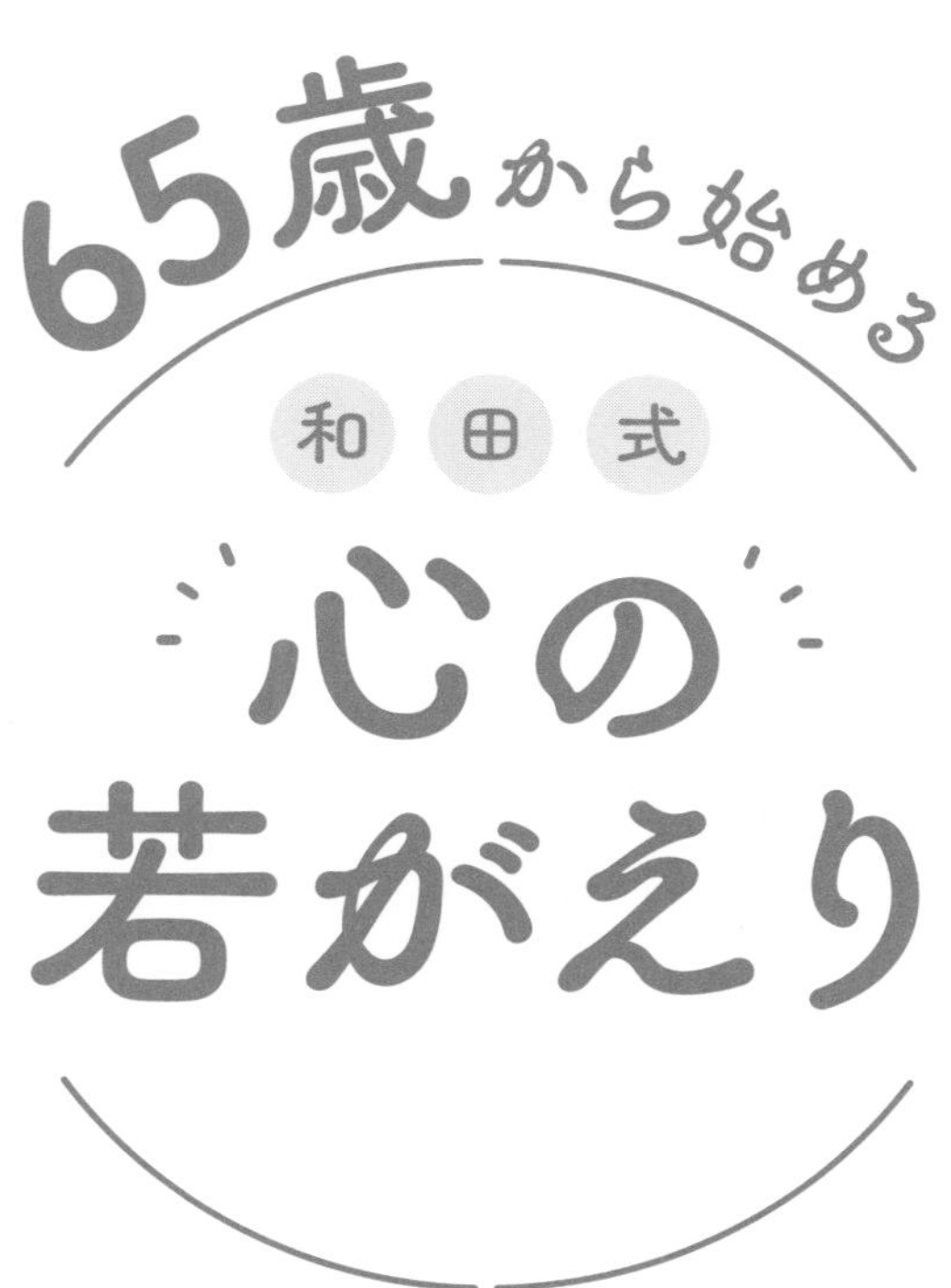

65歳から始める 和田式 心の若がえり

和田秀樹
Wada Hideki

幻冬舎

はじめに

65歳からの人生は、これまで頑張ってきた自分へのご褒美(ほうび)の時間――。

私はそう考えています。会社のため、家族のため、と頑張ってきたくびきから解放されるときが、ようやくやってきたのです。この先、何をするのも、何を楽しむのも、どんな生き方をするのも、自分次第といえます。

ところが、65歳を過ぎると、不安やストレスが強くなり、**人生の楽しみや喜びを見失ってしまう人**が多くいらっしゃいます。なぜでしょうか。

詳しくは本文でお話ししますが、不安やストレスが強くなる原因は、「幸せホルモン」とも呼ばれるセロトニンが、加齢とともに分泌(ぶんぴつ)されにくくなるためです。

また、老化が進むと、脳における感情をコントロールする部位である前頭葉(ぜんとうよう)の萎縮(いしゅく)も進み、感情が衰えます。

こうした脳の構造的な変化に加えて、定年退職や愛する家族やペットなどの喪失体験、食欲低下や便秘、不眠などの身体的不調が重なると、**人は幸福よりも不安やストレスを強く感じ、悲観的な考えになりやすくなる**のです。

実際、65歳を過ぎると、うつ病を発症する人が多くなります。65歳以下の場合、うつ病にかかる割合は、およそ3％といわれています。それが、65歳以上になると5％に増えます。つまり、20人に1人の割合でうつになってしまうのです。

そこで、65歳からの人生を楽しむためには、湧き上がる不安やストレスにうまく対処する必要があります。

ところで、不安やストレスを強くするような思考とは、どのようなものでしょうか。

人生でたどり着くゴールは、死です。ただ、そこに至るまで、どのような道をたどるかは誰にもわかりません。わからないから、不安が生まれます。

死ぬこと一つさえ不安なのに、ゴールにたどり着くまでに何が起こるかわからない。病気になるかもしれない。ボケるかもしれない。貯金が底をつくかもしれない――。

こうした一つひとつの心配ごとが、さまざまな不安やストレスを呼び起こします。

そして、それらが増大した結果、病気になるのを恐れて、医師にいわれるがまま節制生活に励んだ挙句(あげく)、不自由な心と体になっていく人たちがいます。少ない年金で、この先どうやって暮らしていくのか、と嘆く人たちもいます。

あらゆることには対処する方法があるのに、このように、老いと上手に付き合っていく方法を知らないがために、「人生のご褒美となるはずの時間」を、「老いに苦しむ時間」に一転させてしまうのです。

私は、高齢者専門の精神科医として、6000人以上の患者さんを診察してきました。1988年に浴風会(よくふうかい)という高齢者専門の総合病院に勤務して以来、35年近くにわたり、患者さんや、そのご家族と向き合ってきました。

そこでわかったのは、「65歳から先、体と脳は確実に老いていくが、心だけは、自分次第で若がえる」ということです。

これからの人生、心まで老いるがままにしている人と、体の老いと上手に付き合いながら心を若がえらせていく人では、幸福のあり方がまるで異なります。

65歳を過ぎたら、心は成熟するほどに、自分らしく若々しく進化していくのです。

そのためにも、65歳以降は、「心の老い支度」が必要です。「心の老い支度」とは、お墓や遺産、遺書をどうするかといった、いわゆる終活のことではありません。

死ぬ間際、「あぁ、自分の人生、なんて幸せだったのだろう。十分に楽しむことができた」と思える、健康で成熟した心を今から築くこと――。いわば心のアンチエイジング（抗加齢）であり、老いと上手に付き合っていくための心の準備、ともいえるかもしれません。

本書では、究極のアンチエイジングとして、65歳以上の皆さんが心を成熟させ、これからの人生を「自分へのご褒美の時間」へと昇華していくための50の気づきをお伝えします。一つひとつの気づきを読んでいただくことで、皆さんが抱える不安やストレスが取り除かれ、老いと未来を明るく、楽しく捉えられるように書いたつもりです。

なお、本書では以降、65歳以上の人々を「高齢者」ではなく「高年者」と呼ばせていただきます。

少年、青年、中年と来たのに、なぜ、突然「高齢者」になってしまうのか。65歳になったら突然、高齢者になるわけではなく、中年から緩(ゆる)やかに移行していった先に高年があるわけで、老いることは、決して特別なことではありません。

ただ、頑張って生きてきたから、高年期という素晴らしい時間が私たちに訪れた、という話です。ところが、「高齢者」という響きには、老いをマイナスに捉える差別的な感覚を、私はどうしても抱きます。

ですから本書では、**老いることで得られる楽しみや喜びを前向きに捉えていただく**ため、皆さんを「高年者」とお呼びすることにしましょう。

皆さんが将来を悲観せず、残りの人生を好きなように生きられることを心から願っています。

和田秀樹

65歳から始める　和田式　心の若がえり　目次

第2章 65歳からは医者を選び、薬を減らす

第3章 80歳の壁を超える和田式快老術

ブックデザイン　田村　梓（ten-bin）
ＤＴＰ　美創
編集協力　江尻幸絵

第 1 章

気持ちが若い人が長生きする

気づき 1

幸せは貯金額よりも「日光に当たる時間」で決まる

——65歳を過ぎたら怖いのは、認知症ではなく「老人性うつ」

「やっぱり、ボケにだけはなりたくないよな」

こんなことをいう人たちがいます。あなたも、そんなふうに思っていませんか。

しかし、晩年にボケることは、決して不幸なことではありません。

私は、高年者専門の精神科医として、これまでに認知症の人々を多く診てきました。

たしかに、認知症が進行すると、子どもの顔まで忘れてしまうといったことが起こります。

しかし、ご家族は悲しい思いをするかもしれませんが、本人はあんまり気にしていません。忘れていることも忘れてしまうからです。よいことも忘れますが、嫌な記憶も忘れられるので、**その日その日をニコニコと過ごされる患者さんがほとんど**です。

そして、同じホームで過ごす仲間たちと、互いに通じていない言葉で、なんとも楽しそうにおしゃべりをされています。これを老年精神医学では「偽会話（ぎかいわ）」と呼びます。

そんな、朗（ほが）らかでのどかで幸せそうな姿からは、

「最後には、人は無邪気だった頃に戻れるんだなぁ」

と、老いる幸福を教えてもらえます。

反対に、「不幸になる老い方」があります。それは、「老人性うつ」を発症することです。老人性うつとは、65歳以上の人に起こるうつ病のことで、私は、高年者の病気の中で最も怖いものではないか、と感じています。

この老人性うつは、65歳を過ぎると発症リスクが高まります。

発症すると、老いる幸福感が奪われます。来る日も来る日も不安から逃れられず、

身体的な不調も続きます。大変につらい日々が続くことから、自らを死に追い込んでしまう人も多くいるのです。

多くの皆さんは、年を重ねると、体や脳の老いばかりを気にしていますが、感情の動きが失われるといった「心の老い」も問題です。

そこで、心も全身の老いを受け入れて、余裕を持ったよい年の取り方をしていきたいものです。これを私は「心の老い支度」と呼んでいます。

幸福な気持ちは、日光に当たることで生まれる

心の老い支度ができれば、老人性うつを、かなりの確率で防げます。認知症は防げませんが、認知症への恐怖は消えます。なお、後述しますが、認知症は決して怖い存在ではありません。

多くの人は、晩年の人生をよりよく生きるためには、「不自由しないくらいのお金が大切」、あるいは「健康な体こそ大切」と考えます。しかし、**65歳からの人生に心**

の健康より大事なものはない、と私は声を大にしていいたいと思います。

そこで、まず実践していただきたいのが、「外に出て、日光に当たる時間を長く持つこと」です。散歩をするのでもいいですし、ゴルフやガーデニング、パートナーや友人とのお出かけや旅行を楽しむのでもけっこうです。とにかく、外に出かけましょう。

なぜなら、日光に当たることで、心の老い支度において最も重要なセロトニンが、神経から多く分泌されるからです。

セロトニンは、幸福感を伝える神経伝達物質で、「幸せホルモン」とも呼ばれます。このセロトニンの分泌量が、人の幸福感を左右しています。

たくさん貯金があるのに、自分の足で歩ける体があるのに、家に引きこもりがちになり、自分を「不幸」と思い込む人がいます。これは、セロトニンの分泌量が少ないことが一因です。セロトニンの分泌量が減れば、今ある幸せに気づきにくくなります。

反対に、積極的に外へとくり出して、「お金がなくても、毎日楽しいし、とっても幸せ」と、ドーンと構えて暮らす人もいます。ささやかな出来事に幸せを感じられることにも、セロトニンの分泌が関与していると考えられます。

気づき 2

肉を食べれば体が元気になり、幸せも湧いてくる

――65歳以上の15％程度はうつ状態

「私の人生、こんなもんか」

65歳を過ぎると、人生の先が見えたような気がして、あきらめの感情を持ちやすくなります。この思考こそ、「幸せホルモン」である神経伝達物質・セロトニンの分泌量が減っている証、ともいえるでしょう。

実際、65歳を過ぎると、セロトニンの分泌量が減っていきます。

セロトニンの分泌量がさらに減ってしまうと、幸福感すら覚えなくなっていきます。

すると、「もう誰にも必要とされていない」と感じ、「オレなんて、もうどうでもいい

や」と投げやりな気持ちになったり、不幸を数え始めたりするようになります。こういった思考に陥ると、老人性うつを発症している可能性があるのです。

ときどき、「もう、いつお迎えが来てもかまわない」といったり、「早いところ、お迎えが来てくれないかしら」と願ったりする人がいます。

そうした言葉も、老人性うつを発症すると口にしやすくなります。セロトニンが減ってしまうと、「生」に対する前向きさを失ってしまうのです。

アメリカの老年医学の教科書には、**65歳以上の5％、つまり、20人に1人がうつ病を抱えている**、と書かれています。

日本では、「精神科にかかるのは恥ずかしい」と思い込んでいる人が多い傾向にあります。病院や周囲の人に頼れず、一人で苦しんでいる人の数は、日本ではかなり多いと推測されます。

私が患者さんと接している感覚では、一時的に気分が落ち込む「抑うつ状態」の人も含めて、65歳以上の人の15％程度が老人性うつ、もしくは抑うつ状態にあるのではないか、と考えています。

なんの対策もしなければ、加齢とともにセロトニンの分泌量は減ります。だからこそ、心の老い支度ができていないと、セロトニンの分泌量は減る一方となり、気分が落ち込みやすくなってしまうのです。

セロトニンが減れば誰でもなる病気が、うつ病です。

肉には幸せホルモンを促すアミノ酸がたっぷり

高年になったら、自分の体に不足しているものを、どんどん足していきましょう。

私は、これを「足し算健康術」と銘打っています。足し算健康術は、幸福感を高めるための老い支度の秘訣（ひけつ）です。

セロトニンも放っておけば不足するので、きちんと足していきましょう。

では、どうやって足せばよいのでしょうか。

一つは、先述したように、外出して日光をたくさん浴びること。日光を浴びることが、セロトニン分泌のスイッチを押すことになります。

もう一つは、動物性たんぱく質の宝庫である「肉」を食べることです。たんぱく質は筋肉や血管、皮膚や粘膜など、ありとあらゆる組織の材料となる物質です。

なかでも、肉には、セロトニンをつくるための材料の一つである「トリプトファン」という必須アミノ酸が、豊富に含まれています。当然、魚や大豆製品にも多く含まれていますが、**高年者が敬遠しがちな肉も、セロトニンを補強するために、しっかり食べたほうがよい**のです。

日光浴というスイッチを押し、肉からトリプトファンを摂取することで、セロトニンの分泌力が高まります。

それでも、気持ちが上向かないときには、精神科を受診し、脳内のセロトニン量を増やすための薬を処方してもらいましょう。薬については第2章でお話ししますが、脳内のセロトニンを増やすタイプの抗うつ剤が、老人性うつには有効です。

気づき 3

決めつけをしない「そうかもしれない思考」を取り入れる

――「人間らしい思考」をする前頭葉が萎縮していく

65歳を過ぎたら心の老い支度が大切になる理由は、もう一つあります。脳にある前頭葉の萎縮が進むからです。

前頭葉とは、ちょうどおでこから頭頂部のあたりに位置し、大脳の約3分の1を占める部位です。思考や意欲、理性、性格などをつかさどり、とくに、微妙な感情の表現や、感情に基づく高度な判断を行っています。

「悲しくて泣く」「腹を立ててケンカをする」などといった原始的な感情ではなく、「何かに感動する」「好奇心やときめきを持つ」「気持ちをコントロールしたり切り替えたりする」といった、レベルの高い「人間らしい思考」に関与しているのが前頭葉なのです。

前頭葉の萎縮は、年を取れば誰にでも起こります。私にも、あなたにも起こっています。そしてそれは、早い人の場合、40代から始まるのです。

ただし、萎縮のスピードはとても緩やかであるため、自分では変化に気づきにくいものです。

一方、久しぶりに再会した人に対して、「前よりも頑固になった」「すぐイライラするようになった」「疑い深くなった」など、変化に気づくことはないでしょうか。

人は加齢とともに思考の柔軟性を失い、頑（かたく）なになり、感情の表現力が鈍くなっていくものです。これは、前頭葉の萎縮によって起こっています。

心の老い支度をせずに放置していると、**頑固者はますます頑固に、怒りっぽい人はますます怒りっぽく、気が弱い人はさらに気弱になりやすい**のです。

前頭葉は、脳の中でも最も遅く成熟し、最も早く老化していきます。ただし、人は脳の1割程度しか使いこなせておらず、9割は残存させているといわれます。

ですから、たとえ前頭葉の萎縮が進んでも、残存している残りの部分を意識して使っていければ、それをカバーできます。そのためにも、心の老い支度が役立つのです。

右派の人は左派、左派の人は右派の文献を読んでみる

では、前頭葉の萎縮に対して、どう老い支度をするとよいのでしょうか。

ここも、足し算健康術で考えましょう。一度萎縮してしまった脳を、再び大きくすることはできませんが、前頭葉がつかさどっている思考力を高めていくことは、何歳になってもできます。


そこで一つ、今日から実践できる方法をお伝えしましょう。

「そうかもしれない」という思考パターンを自分に足すことです。

「そうかもしれない思考」とは、誰かがいった言葉、本や新聞、雑誌などに書いてあ

った文章を鵜呑（うの）みにせず、
「そうかもしれないが、別の見方もあるよね」
と、積極的に別の考え方を探していくことです。

前頭葉が老化すると、物事の「決めつけ」が激しくなります。自分が「こうだ」と思い込むと、周りが「そうとも限らないんじゃない？」と異論を唱えても聞き入れられなくなる状態です。こうして思考がこり固まり、頑固になっていくのです。

そこで、たとえば、保守的な政治志向の読者が多いとされる産経新聞を読んでいる人は、反対意見の論調を持つ朝日新聞を読んでみてください。「そうかもしれない思考」を行うことで、「その意見も一理あるな」「やはり、ここは違うんじゃないか」など、思考の幅が格段に広がるとともに、前頭葉にも刺激を与えられるのです。

ほかにも、**時代劇のドラマが好きな人は恋愛のドラマを見てみるなど、普段は接しないジャンルに挑戦する**のも有効です。

このようにしていれば、たとえ前頭葉が萎縮しても、柔軟性があって前向きな考え方ができるようになるでしょう。

気づき 4

「とっても楽しかった」と最期(さいご)に思えるよう、今日何をするか決める

——人が不安になるのは、生の欲望があるから

心の老い支度には、「不安」への対処法を学ぶことも重要です。

人の感情において、最もやっかいなのが、不安です。不安は、ときに人の人生をゆがめてしまうほど、強い負の力を放ちます。

セロトニンの分泌量低下が起こっている65歳以上の人は、この不安が強まる傾向にあります。しかも、不安が強くなればなるほど、老人性うつを発症しやすくなるうえ、悪化しやすくもなるのです。

そこで、**病と死における不安の対処法**について考えてみましょう。

「病気になりたくない」「死ぬのが怖い」という不安は、65歳を超えると現実味を帯びて、切実なものになっていきます。

人は年齢を重ねれば、必ず老います。老いない人も、死なない人もいません。人間の体はそのようにできているのです。

そうわかっているのに、不安に感じるのは、なぜでしょうか。

森田正馬(もりたまさたけ)氏（1874～1938年）という精神科医が提唱した精神療法に、「森田療法」があります。森田療法では、「人が不安になるのは、生の欲望があるから」と考えられています。

それでは、改めて尋ねます。あなたはなぜ、病気を恐れるのでしょうか。

それは、「健康でありたい」という生の欲望が強いからです。「病気になりたくない」という恐れは、「健康で長生きしたい」という欲望の裏返しといえます。

ここに気づけば、あとは不安への対処は簡単です。今できることを見つけて実践し、健康になるための努力をすればよいのです。

――変えられることは変えて、変えられないことはあきらめる

では、死を思うことでやってくる不安には、どう対処したらよいのでしょうか。

この世には、変えられないものも多く存在します。死ぬことも、私たちが生きている以上、逃れることのできない運命です。

森田療法には、「変えられることは変えて、変えられないことはあきらめる」という考え方があります。

人間の不安は、変えられないことを変えようとすることで、エスカレートする傾向があります。注目すればするほど、考えれば考えるほど、不安はどんどん膨らんでいきます。

それならば、「変えられること」に注視して行動したほうが、人生を有意義に過ごすことができるはずです。

「死ぬのが怖い」と目を逸らすのではなく、避けられない死が来る命の散り際まで、

そのときどきの心と体の声に耳を傾け、限られた時間をやりたいように生きていく。そうして、最期に目を閉じた瞬間、「あぁ、この人生、とっても楽しかった」と思えるように、今日、何をするかを決める——。

そんなふうに思考を転換するだけで、不安な気持ちがグッと楽になっていくことでしょう。

自然の法則を表す言葉に、「生老病死（しょうろうびょうし）」という仏教の概念があります。人は生まれて、老いて、病にかかり、死を迎える——。

つまり、**人間にとって、老いも病も死も、生命の一部**なのです。生きているからこそ、老いも病も死もあります。反対に、生きていなければ、これらもなくなります。

いいかえれば、生きている限り、不安がゼロになることはない、ということです。それならば、「不安はどのみちつきまとうもの」と、気持ちを切り替えていくしかありません。「老いも病も死も、すべては今生きているから起こること」と思えれば、病も生きている実感へと変えられることでしょう。

気づき 5

老人性うつの早期治療が認知症を遠ざける

認知症は緩やかに、老人性うつは急速に進行する

認知症で最も多いアルツハイマー病は、脳の変性・萎縮が原因で起こります。一方、老人性うつも、脳の一部である前頭葉の萎縮が大きな原因の一つです。このため、初期のアルツハイマー病と老人性うつは、表に出てくる症状がよく似ています。とくに、老人性うつの場合は、「記憶障害」が目立ちます。物忘れが多くなっていくのです。ちなみに、物忘れは、若い人のうつ病にも見られますが、その症状は軽い傾向にあります。

老人性うつは、神経のダメージにつながるので、早期発見・治療が理想です。

では、老人性うつと初期のアルツハイマー病を、どう見分ければよいでしょうか。それは、「物忘れが始まってからほかの症状が現れるまでの時間差」を見ることです。

老人性うつの場合は、症状が急激に現れます。

たとえば、老人性うつになると意欲が低下するので、突然、ものぐさになる人が多く見られます。「オシャレだった人が服装に気を遣わなくなる」「数日間、同じ服を着続ける」などの症状が現れます。「お風呂にろくに入らず、体が臭っても気にしない」「部屋の掃除をしなくなる」などの症状も見られます。

こうした症状は、アルツハイマー病の人にも起こります。ただし、アルツハイマー病はゆっくりと進行していくので、**物忘れが始まってから着替えをしなくなるまでに、数年間のタイムラグがある**のが一般的です。

一方、老人性うつの人は、その期間がわずか1~2か月です。短期間のうちにさまざまな症状がドドッと現れます。先に「意欲低下」の症状が起こることもあります。

お子さんが数か月ぶりに実家を訪ねたら、家の中が大変なことになっていた！　という場合、親御さんが老人性うつである可能性は、極めて高いでしょう。

また、老人性うつを見抜くためのポイントとして、「食欲低下」と「不眠」も挙げられます。これは、私が高年者の患者さんを診る際に注視しています。

老人性うつになると意欲が低下すると述べましたが、食事についても興味がなくなり、食べる気力を失ってしまいます。

また、夜中に何度も目を覚ますのも、老人性うつの典型的な症状です。

これらは「年のせい」と見過ごされがちですが、老人性うつの徴候として、ぜひ覚えておいてください。

――老人性うつと認知症は併発しやすい

老人性うつを見落としてしまうと、家族からも「ボケてしまったんだね」と思われるばかりで、鬱屈とした状態のままで晩年を過ごして死んでいくことになりかねません。これはかなり悲しい結末です。

そればかりではありません。私が経験則として問題視しているのは、**うつ病を放置している人ほど、認知症になりやすい傾向にある**ことです。長期間にわたってうつ病を放置し、症状が進行すると、脳に構造的な変化が起こってしまいます。

ちなみに、老人性うつと認知症は併発しやすい、というのも事実です。

アルツハイマー病の人のうち、およそ2割は、うつ症状も呈します。脳血管性の認知症や脳梗塞(のうこうそく)の後遺症では、さらにうつ病を併発しやすくなります。

この場合、うつ病に早く気づいて抗うつ剤を服用する必要があります。うつ症状が改善すると、認知症の症状もかなり軽くなります。

とくに初期のアルツハイマー病では、日常生活を送るうえで必要な能力がさほど落ちていないため、うつ病を治すと、物忘れが少し多い程度の状態に落ち着きます。

認知症そのものは発症すると治りませんが、老人性うつは、きちんと治療すれば治ります。老人性うつが治れば、その後、認知症になっても、「今できることをやっていこう」と意欲を保てて、進行も緩められるのです。

気づき

6 老人性うつは「生物学的宿命」。異変を感じたら、ためらわず精神科を受診する

――「この歳だからしかたない」の裏にうつが潜む

私は、これまでにたくさんの高年者の患者さんを診てきて、強く感じていることがあります。

それは、晩年のうつは「人生の悲劇」だ、ということです。

たとえば、風邪を引いて高熱を出したときのことを思い出してください。

体がだるくて起き上がるのもつらいし、何を食べてもおいしくなく、ご飯を食べる気力も湧きません。

老人性うつの場合、そうした症状が、平熱の状態で常に起こります。風邪ならば、3日もすれば症状が軽くなっていくでしょう。ところが、**老人性うつになると、適切な治療を受けない限り、つらい状態が死ぬまで続いてしまう**のです。

しかし、「いつもより元気がない」「意欲が落ちている」「食が細くなった」「眠れない」などの症状は、老化現象と勘違いされます。そのために、「歳だからしかたがない」と放置されやすいのです。

そんな「この年齢だから、当たり前」と見なされている状態の裏に、うつが潜んでいたという患者さんを、私は数え切れないほど診てきました。

老人性うつは、自殺と非常に結びつきやすいという問題があります。高年者のうつは思い詰めてしまって、比較的簡単に死の選択に至りやすいのです。

私にはとても苦い経験があります。今から30年以上も前のことです。

心気症(しんきしょう)のある70代後半の女性が、当時私が勤めていた老年専門病院の浴風会病院に入院してきました。心気症とは、自身が何かしら重篤(じゅうとく)な病気を患っていると思い込み、強い不安が生じる精神疾患です。

その女性は、「体中の具合が悪い」と訴えて、ナースコールばかり押します。しかし、私がカウンセリングを丁寧に行うことで具合はよくなり、やがて退院していきました。

女性はその後、診察に来なくなりました。どうしたものかと心配していると、「おなかが痛い」と救急搬送されてきました。そこで私は、「またカウンセリングをしていきましょうね」と声をかけました。

ところが、その日、病棟で首を吊って自殺してしまったのです。

標準的な精神科医でさえ2年に一人くらいの頻度で患者さんの自殺を経験するなか、私の患者さんで自殺されたのはその女性、ただ一人だけです。

心気症の裏にも、うつ病が隠れているケースがある——。己の未熟さを思い知ったあの出来事が、老人性うつと向き合う私の医師としての姿勢を変えたのでした。

——「うつ病はメンタルが弱いからなる」は大誤解

「これほど患者さんが多いのに、こんなにも社会から注目されていない病気があるのか」というのが、老人性うつの治療に携わる者としての率直な意見です。

日本人は海外と比べて、**精神科治療に抵抗を感じる人が多く、とくに高年者はそれが顕著**です。「自分はうつなんかじゃない」「精神科のお世話になんかなりたくない」「恥ずかしい」と反発する人が珍しくありません。

うつ病は「気持ちや心が弱いからなる」と思い込んでいる人がいますが、これはまったくの偏見です。心に強いも弱いもありません。

セロトニンの分泌量低下と前頭葉の老化が進む65歳以上の人には、誰もが発症のリスクがあります。超高齢社会を生きる私たちの生物学的な「宿命」ともいえるでしょう。

老人性うつの主な症状は、「物忘れが多い」「病気ではないのに体がだるい」「食欲がない」「夜中に目覚めて眠れなくなる」「強い抑うつ感や不安感」「思考力や集中力の低下」「意欲・興味の喪失」「体重の急激な増減」「自殺願望」などが挙げられます。

こうした症状が見られたら、ためらうことなく精神科を受診してください。薬を適切に服用することを考えるのも、大切な心の老い支度です。

気づき 7

定年退職によって得られる「自由」を喜び、謳歌(おうか)する

――定年退職は自分の居場所も人間関係も失う最悪な制度

「定年後にうつになる人が多いんだよなぁ」

というのは、精神科医なら誰もがする話です。もともと、セロトニンの分泌量が低下しているところに、定年退職がきっかけとなって老人性うつを発症する人たちは、非常に多く見られます。

それほど定年制とは、心の健康において最悪の制度です。まるで理にかなっていない、おかしな制度なのです。

まだ能力があって会社に貢献できる人材でも、65歳、もしくは70歳になると、一律

に解雇する会社がいまだに多いのは、年齢による差別制度といえます。こんな前時代的な制度が、日本という国にはまだあるのです。

「人の心を無用に苦しめる制度なんぞ、なくしてしまえ！」

と、精神科医として日々叫んでいますが、残念ながら、社会はどうにも変わっていきません。

ではなぜ、定年が老人性うつのきっかけになりやすいのでしょうか。

それは、長年、仕事で積み上げてきたものを一日で喪失するからです。

古典的な精神分析の考え方では、うつ病の最大の原因は、「対象喪失」とされています。愛する対象を失ったときに、人間は心理的に不安定になり、うつ状態に陥ります。その状態が2週間以上続いたとき、「うつ病」と診断されます。

定年後にうつになる人が多いのは、**会社を離れることが対象喪失になる**からです。熱い想いを持って長年勤めてきた会社を去ることになるため、居場所も人間関係も一気に失い、それが心に大きなダメージを与えてしまいます。

一方、現代的な精神分析では、「自己愛喪失」が心の健康に最も悪影響を及ぼす、としています。自己愛喪失とは、自己愛が満たされないこと、あるいは自己愛を満たしてくれる対象を失うことです。

具体的には、自分の働きを認めてくれる人、自分を尊敬してくれる人、自分の心の支えになる人、自分が同じ仲間と思える人などを失うことが、自己愛喪失になります。定年退職を迎えると、これらを一気に失うことになります。

このように、定年退職は、対象喪失と自己愛喪失がダブルで押し寄せてくる、心の健康において最悪の状況を生み出しやすいのです。

65歳を過ぎたら「自分がやりたいことをやる」

ところが、定年退職という最悪な制度も、自分の考え方を変えると、最高の制度に見えてきます。

よく考えてみてください。定年退職は、それまでの束縛から解放されて、「自由を手に入れる」という最良の機会とも考えられます。

65歳は、老いてきてはいるものの、体力・気力は十分にあり、試せることはたくさんあります。むしろ、時間的な余裕が増えるぶん、できることも増えていくでしょう。この先、20年も30年も生きることを考えれば、その数は無限大です。

そこで、65歳以降のご自身に対して、一つルールを設けてはいかがでしょうか。「65歳を過ぎたら、自分がやりたいことをやる」というルールです。

現役時代は、社会のルールに従って生きてきました。しかし、現役を引退したのちは、あなたを縛るものはもう何もなく、一人の人間としての自由を謳歌できます。

年齢を重ねてまで、嫌なことをする必要はありません。取り返しがつかなくなるような大バクチ以外のことなら、なんでも気軽に試してみましょう。そうすることで、新たな刺激を前頭葉に与えられます。

セロトニンの分泌が減っていく**65歳以降は、なんでもやりたいことをするようにしないと、人生を楽しむ意欲など湧いてこない**のです。

気づき 8

「いい歳をして恥ずかしい」と思わず、若づくりして老いと闘う

――不自由を嘆くのではなく、「今できること」を喜ぶ

「老いと闘う派」と「老いを受け入れる派」。このように世間では、老いに対する考え方が二極化しています。

「努力をすれば、老いは遠ざけられる」といって、アンチエイジング（抗加齢）に勤しむ人がいれば、「年を取ったら、老いるのが当たり前。自然なままに生きていく」と、老いていくことを素直に受け入れている人もいます。

どちらも素敵な考え方で、否定するつもりはありません。

ただ、高年者専門の精神科医としてわかることは、「老いと闘うこと」と「老いを

受け入れる」ことは、対立関係にあるのではなく、〝移行するもの〟だということです。

老いと闘える間は、闘ったほうが老化のスピードを緩められます。60代はまだまだ、十分に闘える時期です。

この時期に老いと闘わずにいると、年齢以上に老け込んでしまいます。実際、何もしないでいると、60代でもヨロヨロして転びやすくなったり、顔つきが老人そのものになってきたりします。

ただ、どんなに頑張っても、老いることは止められません。ある時期が来れば、**闘うフェーズ（局面）から受け入れるフェーズへと移行していく**ことになります。

しかし、歩行がおぼつかなくなっても、認知症になっても、寝たきりになっても、人生が終わりかといえば、そんなことはありません。

そのとき、「老いを素直に受け入れられた」ならば、できなくなったことをあきらめるぶん、今できることが愛おしく感じられるでしょう。

たとえば、歩けなくても絵は描けます。寝たきりでも俳句は詠めます。やってみたかったけれど、やらずにいたことを、そのときが来たら始めてもよいのです。そう思えば、「寝たきりになったら、どうしよう」という不安が軽くなりませんか。

そんな穏やかな時期が、生きていればやがて訪れます。ただ、その時期はなるべく遅くできるに越したことはありません。そのためにも、老いと闘える間は闘って、老化のスピードを緩やかにするとよいと思います。

補聴器や紙オムツをどんどん活用しよう

老いと闘うことは、老人性うつの予防にもなります。それなのに、「若づくりは恥ずかしい」「60歳を過ぎて派手な格好はできない」などと考えていないでしょうか。外見を若々しくすることは、気持ちまで明るくし、心の老化のスピードにも影響します。臆(おく)することなく、どんどんやっていきましょう。

とくに男性は、見た目の若さにあまり気を遣わない傾向があります。外見が老人らしくなっていくと、その影響を受けて心も老化し、全身の身体機能も老け込みます。

実際、精神神経免疫学という医学の分野では、**外見を通して心が若がえると、免疫の働きも高確率で若がえる**、という研究が進んでいます。

ですから、「いい歳をして恥ずかしい」などと、自分を抑えないでください。

美容医療の力を借りて、外見の若がえりを図るのもよい方法です。シミやシワが一つ消えるだけで、こんなにも心が軽くなるのか！　と実感されるでしょう。髪が薄くなったのなら、植毛やウィッグを試されるのも素敵なことです。

また、体のさまざまな機能が落ちてきたとき、現代には、それを支えてくれるグッズがたくさんあります。高年者用のグッズを使う勇気を持ちましょう。

耳が遠くなったら補聴器をつける、足腰が弱ったならば杖（つえ）や歩行器を使う、尿もれが気になるのならば紙オムツをはく。こうして、文明の利器をどんどん活用すれば、老いた部分をカバーしてもらえるぶん、自由度が増します。外出して日光に当たれば、セロトニンの分泌が促進されて、老人性うつの予防にもなります。

高年者用グッズは、老いた人生を楽しませてくれる、最高の支援者なのです。

気づき 9

「かくあるべし思考」を捨てて、悪い面の裏に隠れた「よい面」を見つける

――「自分はこうあるべき」の理想が自身を追い込む

心の老い支度では、物事の受け止め方を変えていくことが大切です。

前頭葉が老化すると、物事の「決めつけ」が激しくなると先述しました。この物事を決めつける思考は、「かくあるべし思考」となって現れます。物事を「こうあるべし」と決めつけ、それに反することが許せず、不安を高めていく思考のあり方です。

たとえば、定年退職によって長年続けた仕事を辞めて、家にいる時間が長くなると、「オレは、もう社会から必要とされていない人間なんだ」と、**自分を過小評価してしまう人**がいます。

これは、「人間は働いて、人の役に立ってこそ、価値がある」という、「人とはこうあるべき」との決めつけによって起こる不安な感情です。

では、「人は働くのが当たり前」とは、誰が決めたのでしょうか。自分で「そうあるべき」と決めつけているだけ、それを常識と思い込んでいるだけのことなのです。

65歳を過ぎると、体力も徐々に落ち、若い頃と同じようには動けなくなります。そのとき、自分を「ふがいない」と思ってしまうのは、「動けるのが当たり前」と思い込んでいるからです。

このように、「自分はこうあるべき」という理想があり、その理想に囚われていると、体力が落ちていく自分を情けなく感じてしまいます。

この「ふがいない」という感情は、「老いたら衰えるのが当たり前」ということを上手に受け入れられていないことの表れでもあります。

「かくあるべし思考」のように、人間の判断をゆがめてしまう思考パターンを「不適応思考」と呼びます。この不適応思考を持つ人は、精神的な落ち込みが強くなり、老人性うつを発症しやすくなります。

では、人はどうして不適応思考を抱いてしまうのでしょうか。それは、自分への要求水準が高い、いわば、頑張り屋さんだからです。

自分への要求が高いぶん、「頑張らなければいけない」と自分を追い込み、それができなかった場合、自分自身を情けないと感じます。

このように「かくあるべし思考」は、自分の考えで自分を縛るゆえに、思考が悲観的になっていくのです。

――「ポジティブ思考」よりも「別の可能性」を考えてみる

悲観的になっている患者さんのお話を聞くとき、私は「そういう考え方もありますが、そうとも限りませんよね」と、別の視点を持つようにアプローチしていきます。

この「別の視点を持つ」というアプローチは、私が精神科の治療で行っている「認知療法」の基本的な考えの一つです。

認知療法とは、本人が自分の思考の偏り(かたより)を「認知」することによって、うつ病などの症状の改善を目指す療法です。この療法を行うことで、ネガティブ思考やマイナス思考など、否定的な考え方のクセを変えていくことができます。

たとえば、定年退職後に、「自分は必要とされていない存在だ」とネガティブに捉えると、思考が悪い方向に進み、不安が強くなっていきます。

ただ、ネガティブ思考に陥っているとき、「もっとポジティブに考えましょう」といわれても、そううまく切り替えられません。

そこで大切になるのが、「別の可能性を考える」ことです。

すべての物事には二面性があります。一見すると**悪い出来事も、別の見方をするとよいこと**が必ずあります。

たとえば、「仕事が生きがいだったのに、定年を迎えてしまった」と思ったとき、「これからは好き勝手に生きていける」というよい面を見つけられるかもしれません。

このように、「悪い面」の裏に隠れた「よい面」を見つけられると、心がフッと軽くなります。ぜひ、取り入れてみてください。

気づき 10

「人には人の価値観がある」と知り、相手の言動を受け流す

――一方的に決めつけるからストレスが生じる

一つ、質問です。自分が休むヒマもなく掃除をしているというのに、ともに暮らす人がソファでゴロンとしていたら、あなたはどう感じますか。

その答えで、先述した「かくあるべし思考」に縛られやすいかどうかが、だいたいわかります。

多くの場合、「かくあるべし思考」に縛られやすい人は、自分に厳しい一方で、人にも厳しくなっています。

たとえば、自分が掃除をしているときに、「夫がソファで寝転んでいるのを見ると

無性に腹が立つ」という女性たちの嘆きを聞くことが、多々あります。

夫の気持ちばかりを代弁するつもりではありませんが、夫が掃除を手伝わずにゴロゴロしているのは、妻を挑発したいわけではないのです。おそらく、部屋が散らかっていても気にならないだけでしょう。そんな夫に腹が立つのは、妻に「家はキレイにしておくべき」という思考の偏りがあるためです。

一方、掃除をしない妻に、「部屋が汚い」と文句をいう夫もいます。これも、夫の思考の偏りから出てくる言葉です。

「部屋はキレイなほうがいい」と思っていながら自ら動かず、妻に文句をいうのは、「掃除は女がするもの」という古典的な「かくあるべし思考」に囚われている証拠です。

私たちは、怒ったりイライラしたりする際、つい「相手が悪い」と思いがちです。

しかし、人に厳しくなる本当の理由は、自分自身にあります。自分の「かくあるべし思考」が**相手の言動に違和感を覚えて、思い通りに動かない相手にマイナスの感情を抱いてしまう**のです。

そもそも、この世界に唯一絶対の正解はありません。自分には自分の価値観があるように、人には人の価値観があります。

そうだというのに、「自分は絶対に正しい」と一方的に思い込めば、相手の価値観を否定することになります。当然、否定されれば相手の心にも反発心が生まれます。

「自分のほうが正しい」

「いや、絶対に自分は間違っていない」

このように、「どちらが正しいか」という議論を続けても、解決はできません。

反対に、正しさで自分を縛れば縛るほど、不機嫌やストレスから逃れられなくなります。自由気ままに振る舞って、楽に生きているように見える他者を許せなく思えるのです。

――他人に自分の価値観を押しつけない

「かくあるべし思考」から解放されるには、「人には人の価値観がある」ことを受け入れることです。それを理解すれば、他人の言動に振り回されずに済むようになります。

先ほどの夫婦の例でいえば、妻は自分が掃除をしたいときにして、やりたくないのならばやらなければよいでしょう。一方、**夫は、部屋が汚れていて嫌ならば、妻に文句をいうのではなく、自ら掃除をすればよい**だけの話です。

「自分がやりたいように生きる。そのかわり、自分の価値観を相手に押しつけない」と思えたとき、自分のなかの「かくあるべし思考」の多くが消えていくはずです。

では、相手が「かくあるべし思考」を押しつけてきたときには、どうすればよいでしょうか。それは、相手の発言を「スルーする（気にしない）」ことです。

相手の話を無視するわけではなく、「まぁ、こんな人だからしかたがない」と心の中で受け流し、口では「そうかもしれないね」といっておけば、相手と険悪になるのを防げます。

人間には、いろんな価値観があって当然です。他人にまで自分の価値観を押しつける必要はありません。感情的にならずに柔軟に対応できれば、気ままに生きている他者にも寛容になれるでしょう。

気づき

11

物事を白か黒かで考えず、「限りなくグレーが広がっている」と考える

——極端な思考をするから、失敗すると落ち込む

人の判断をゆがめてしまう不適応思考には、「かくあるべし思考」のほかに、「二分割思考」があります。

二分割思考とは、物事を白か黒かにハッキリ分けて考えてしまう極端な考え方です。「敵か味方か」「正しいか正しくないか」「正義か不正義か」「善か悪か」「安全か危険か」など、中庸（ちゅうよう）の考えを持たず、完全に2つに分けてしまいます。

たとえば、ロシアとウクライナの戦争に対する意見が、わかりやすい典型例です。

冷静に考えれば、戦争とは、どちらか一方が完全に悪で、もう一方が完全に正義と

いうことはありません。ウクライナ侵攻によって大変な被害が出ているのは事実ですが、ロシアにしてみれば、元は同じ国だったという意識があるなど、それなりの言い分があったのでしょう。

ところが、そんなことを、たとえば私がテレビで発言したら、大変な騒ぎになってしまいます。日本人は二分割思考の人が非常に多いからです。「ロシアが100％悪で、ウクライナが100％正義」と思い込んでいる視聴者に向かって、

「まぁ、ロシアだって、ウクライナが西側につくとなれば、自国を脅（おびや）かされそうで怖いし、強い不安を抱えてしまったのではないでしょうか」

そんなことをいおうものなら、誹謗（ひぼう）・中傷の嵐が吹き荒れるはずです。このように、他者を一方的に批判する人は、ほぼ間違いなく二分割思考に囚われています。

加齢とともに、人は無意識のうちに、この二分割思考に囚われてしまいます。

理由は、脳の前頭葉が縮んでいくからです。前頭葉が衰えてくると、**物事の決めつけが激しくなり、白か黒か、善か悪かで考えるようになりやすい**のです。

たとえば、長年親しく付き合ってきた友人でも、「小さな約束を破った」「ささいな金銭トラブルがあった」など、誤解や行き違いと呼べる細かなことで、「あいつは許せん。二度と会いたくない」と決裂しやすくなります。こうして、味方である人も敵と区別してしまうので、孤立しやすくなるのです。

また、二分割思考の人は、自分に対する考え方も厳しくなります。何事も完璧に成し遂げようとする、完璧主義者になりやくなるのです。

しかし、老いると完璧にできないことが増えていくため、「オレは、こんなにダメになってしまった」と落ち込みます。また、「完璧にできないことはしない」と、100かゼロかで物事を決めるようにもなります。

――物事にはグレーの部分があることを認めると心が成熟する

二分割思考をする人は、思考の偏りが強いため、うつ病を発症しやすくなります。しかも、その頑固さから、かかったら治りにくい、という傾向があります。

ですから、心の老い支度をするにあたって、この二分割思考に陥らない思考法を身につけることが大切です。

そのためにも、新しい考え方をもう一つ足していきましょう。「曖昧(あいまい)さへの耐性」です。つまり、白と黒の間に、グレーの部分があることを認めていくのです。

ちなみに、ひと言でグレーといっても、白に近い色から黒に限りなく近い色まで、無限にあります。思考のグレーの度合いをその都度柔軟に変えていけることを、専門的には「認知的に成熟している」といいます。

たとえば、人と話すときに、「3割は自分と違う要素があるけれど、7割は同じ」と思えば、相手の言葉にいちいち腹を立てずに済みます。

また、「嫌なことをよくいうが、よいところもある人だ」と思えば、相手を敵視せずに済みます。自分のことも「この歳で3割、うまくできれば上々」と認められれば、できることが広がります。

人の思考は、年齢とともに成熟するのではなく、放っておくと老化します。グレーの部分を認めることは、**大らかな気持ちを育(はぐく)み、心の成熟につながる**でしょう。

気づき 12

「ないもの」を数えるのではなく、「あるもの」を大切にする

――幸せは「なる」ものではなく〝感じる〟もの

私は旅行が好きで、コロナ禍でも時間を見つけては出かけていました。多くの人が外出を自粛していた時期だったので、普段は予約が取れないような九州の観光列車の先頭に座って、風光明媚な九州の景色を楽しみました。

鉄道ファンの人たちが、三脚を立てて熱心に撮影している場面にもたびたび遭遇しました。そのなかに、65歳くらいの男性がいるのを見つけました。

彼の幸せそうな様子を見て、私の想像が膨らみました。

彼は、世界をまたにかけるビジネスマンだったかもしれません。でも、定年退職後

は、三脚をかついで好きな電車の写真を撮る日々です。「あの頃、忙しくてできなかったことが、今はできる」と、**定年後の自由さに輝きを感じている**ように見えました。ところが、もしも彼が先述の二分割思考の持ち主だったとしたら、人生の見え方はまるで違ってきます。二分割思考に陥ると、「社会的地位を失い、鉄道を追いかけるしか、やることがなくなった」と自分を貶(おとし)めるような感覚が湧いてくるからです。

くり返しになりますが、物事には必ず、よい面と悪い面があります。ただし、それは絶対的なものではなく、主観的なものです。自分でどう見るかによって、見え方はまるで違ってきます。

鉄道オタクになったことを、「なんと充実した毎日なんだ」と思えば幸せであり、「鉄オタになってしまった」と思えば不幸になります。

この「幸せ」という感覚も、主観的なものです。「幸せになりたい」という人がよくいますが、幸せとは「なる」ものでも、誰かにしてもらうものでもなく、自分が〝感じる〟ものです。

今の自分を「幸せ」と思えば、仕事がなくても、お金がなくても、その瞬間から幸せになります。反対に、「不幸」と思えば、その瞬間から不幸です。

ちなみに、幸せか不幸かも二分割思考なので、成熟した思考をすれば「ときどき困ったこともあるけれど、だいたいが幸せ」となるのでしょう。

――体が動かなくても「これはまだできる」を大切にする

行動経済学の創始者であり、ノーベル経済学賞受賞者であるダニエル・カーネマン氏は、人間の幸福度は「参照点（自分が設定した基準）」に反応すると述べています。

たとえば、人の心理とは、1億円持っていたとしても、1000円を損したら、とても悔しい気持ちになります。ところが、1000円しか持っていない人が100円を拾うと「とても幸せ」と感じます。

つまり、人間は、自分が設定した参照点より落ちてしまうと不幸だと思うし、それよりわずかでも上がると幸せだと感じるのです。

この参照点は人によって異なり、人の幸福度は参照点によって決定づけられます。参照点をどこに置くかは、自分自身で決められます。ささやかな出来事に**幸せを感じられる心を持ちたいならば、参照点を低く設定すればよい**のです。

幸せの価値観とは人それぞれなので、何が正しく、何が間違っているということはありません。ただ、私の臨床経験では、今あるものを大切に生きている人たちには、家族や周りの人とも楽しく暮らしている傾向が多く見られます。

たとえば、体が老いていっても、「これはまだできる」「自分には大事なものがたくさんある」と「あるもの」を大切にできるのは、幸せの参照点が低いためです。

反対に、老いを嘆いて、「あれができなくなった」「これだけしかない」と「ないもの」の数を数えながら生きている人がいます。この感覚は、若かった頃の自分に参照点が置かれていることの表れです。

「まだあるものを喜ぶ」か「ないものを嘆く」か。あなたの考え方次第で、幸せは得られるのです。

気づき 13

財産がない人ほど幸せを感じる「金持ちパラドックス」を目指す

――お金に囚われすぎると不幸な思考を招く

お金がもっとあれば、幸せなのに……。

そんなふうに思っている人は多いことでしょう。しかし、私は、たくさんの高年者と向き合うなかで、「お金があるがゆえの不幸」があることを知りました。

高年者にもときどき、こんな人がいます。

高級老人ホームに入居し、設備や調度品も立派な個室に住んでいるのに、いつも不機嫌そうにしています。1日3回、栄養バランスの整ったおいしい食事が、何もいわずとも出てくるにもかかわらず、「おいしい」と顔をほころばせることはありません。

彼は会社の社長でした。老後の資金は潤沢にあります。ですが、先述の参照点が社長だった頃の自分にあります。

現役時代には、社員が自分にひれ伏していたのに、今や自分を慕って会いに来る人はいません。参照点が高いぶん、「あんなに可愛がってやったのに、裏切りやがって」と人に対して不満を持ちやすくなっています。

老人ホームのスタッフはよく教育されていて、素晴らしい仕事をします。でも、どんなに親切にしてくれても、自分にひれ伏すことはありません。こうなると、「ここのスタッフはなっていない。オレは大金を払っているんだぞ!」と怒りが湧いてきます。

食事も同じです。現役時代に、料亭や高級レストランで豪勢な食事をしてきたのだとしたら、ホームの1食5000円の食事も、みすぼらしく感じてしまいます。

つまり、どんなにお金があったところで、いや、**お金があるからこそ、参照点も高くなりやすく、自らを不幸にしやすい思考を持つ人たち**は、珍しくないのです。

反対に、「お金がないがゆえの幸せ」もあります。

若い頃から、家族のため、会社のため、と身を粉にして働いてきたけれども、貯金はまるでない、という人がいます。

年金だけでは足りないので、生活保護を受けて特別養護老人ホームに入居している人もいます。こうした人は、世間からは不幸に見えるかもしれません。

しかし、本人は違う見方をしているかもしれないのです。

毎日、おかずが3品もある食事をなんの苦労もなく食べられて、スタッフもまめに世話をして優しく声をかけてくれる。このことに、「この歳になって、こんなによくしてもらって、私はなんて幸せなのだろう」と思うこともできるのです。

昨日までの生き方を、今日、ひっくり返してみよう

多くの人は、「老後の資金は足りるだろうか」と不安を抱えています。

人間、お金さえあればなんでも手に入る。引退後も貯金がたっぷりあればあるほど、悠々自適な老後を暮らせる……。そう思っている人は多いものです。

しかし、「お金持ち＝老後は幸せ」とは限らず、むしろ、財産がない人のほうが幸せを感じやすいことがあります。

私はこの現象を、「金持ちパラドックス」と呼んでいます。実際、少ない年金をやりくりしながら、気ままな老後を謳歌している高年者は多いものです。そうした人は、現役時代から参照点が低いというのも事実です。

大事なのは、**お金があってもなくても、幸せを見つける方法を知ること**です。

その一つが、過去の自分に参照点を置くのではなく、今の自分に見合ったところに参照点を置くこと。くり返しになりますが、参照点は低いほうが幸福度は高まります。

そもそも、高年者は人生経験が豊かなので、たくさんの選択肢を持っています。判断の基準もたくさん持っているはずなので、自由に参照点を決められるのです。

それなのに、参照点をわざわざ高いところに設定して、人や社会に不満を抱えながら生きることほど、もったいないことはありません。

昨日までの生き方を、今日からひっくり返したっていい。変化を自由に楽しめるのも、成熟した高年者の強みです。

気づき

14

怒りを我慢する人は短命、小出しに発散できる人は長生きする

――怒りを我慢すると「暴走老人」になりかねない

通常、「心」という言葉に対してイメージされるのは、「喜怒哀楽」の感情です。

高年になると、前頭葉の働きが低下することで、どうしても感情的になりやすい一面が現れます。

「感情失禁」という言葉を聞いたことがあるでしょうか。たとえば、テレビを見ていて、特別に悲しいシーンでもないのに突然、ポロポロと泣き出してしまう高年者がいます。あの状態が、感情失禁の一例です。

また、ささいなことでカッとしたり、見ていて「そんなに怒らなくても」と思うほ

ど激怒したりするのも、感情失禁の状態です。

怒りの感情は、相手を傷つけやすく、自分にもストレスとなるため、「コントロールしたほうがよい」とよくいわれます。そう思って、怒りをため込んでしまう人がいますが、これは健康上、大変よくありません。

こんな研究があります。192組の夫婦を対象に、17年間にわたって行ったミシガン大学の研究チームの結果です。

この研究では、対象の夫婦を「不当に攻撃されたと感じた際、お互いに怒りをあらわにするグループ」「お互いが怒りを我慢するグループ」「妻だけが我慢するグループ」「夫だけが我慢するグループ」の4つに分類しました。結果、**怒りを我慢した人たちは、怒りをあらわにした人たちよりも、早く死亡する確率が2倍にもなった**のです。

つまり、健康長寿においては、怒ったもの勝ちで、我慢するほうがバカを見る、ということになってしまうのです。

怒りは抑え込めば抑え込むほど、心の中に悶々（もんもん）とため込まれます。すると、ふとした拍子にカッとなり、怒りが爆発しやすくなります。

とくに、高年者にこの傾向が見られます。前頭葉の老化により、感情のブレーキが利きにくいからです。

よく、役所やお店のスタッフの対応に腹を立てて、大声で怒鳴りつけている高年者がいますね。高年者が衝動的に人を殴って逮捕されるニュースも増えてきました。いわゆる「暴走老人」と呼ばれる人たちです。

ああいう人たちを見ていると、さぞ怒りっぽく、普段から怒りまくっているのだろうと思うことでしょう。

けれども彼らは、おそらく、普段はわりといい人で、あまり怒らない人たちです。ところが、日頃から小さな怒りを頑張って抑えているために、いったん爆発すると我を忘れ、相手を傷つけるほど攻撃的になっている可能性が高い、と考えられます。

あんなふうになりたくない。そう思うなら、普段からいいたいことは言葉にして伝え、怒りたいときにも怒りの内容を言葉で表現していったほうがよいのです。私も、怒りは我慢しないことにしています。

――「いわずとも察しろ」というのは単なる甘え

ただし、我慢したほうがよい怒りもあります。

たとえば、夫が仕事で嫌なことがあり、帰宅すると、妻が笑いながらテレビ番組を見ていたとします。イライラした夫は、「いつまでくだらないテレビを見ているんだ！」と怒る……。これは、我慢したほうがよい怒りですし、防げる怒りです。

その裏には、先述した「かくあるべし思考」があります。

「妻ならば自分の変化を察し、優しくすべき」という夫の思考に問題があります。「いわずとも察しろ」とは単なる甘えで、長年連れ添った夫婦であっても、双方の気持ちを完全には理解できません。人の**感情は、言葉にして初めて相手に伝わる**のです。

そもそも、夫は怒る相手が違います。怒りの対象者にその思いを伝えられないのだとしたら、妻に「ちょっと聞いてくれないか」と怒りの内容を話す。そうすれば自分の怒りも昇華でき、理不尽に怒って妻を嫌な気分にさせずに済むはずです。

気づき 15

「老害」は明らかな差別用語。高年者蔑視とは断固として闘う

——家族と同居する高年者のほうが自殺率は高い

私も怒りっぽい人間です。だからこそ、怒りは丁寧に言葉にしています。最近は、「老害」という言葉にも怒っています。

この言葉が最初に出てきた頃は、おそらく、**年を取って判断力が落ちているにもかかわらず、権力の座にしがみついて、社会や組織にデメリットを与える政治家や経営者**に対して使われていたと思います。

ところが、最近は、人が迷惑だと思うことを高年者がすると、「老害」という言葉が使われるようになりました。

害をなす人間は、どの世代にもいます。それなのに、「少年害」「青年害」「中年害」という言葉はありません。

「少年害」「青年害」「中年害」がないのと同様に、実のところ、「老(年)害」なんてものはないのです。ただ、「そうした人がいる」というだけのこと。それなのに、高年者にだけ「老害」という言葉を使う。これは、差別用語以外の何ものでもありません。

皆さんは、こんな事実をご存じですか。

2022年、日本ではおよそ2万1000人の人が自殺したと公表されました。そのうち、8000人以上が60歳以上だったのです。

なかでも自殺率が高いのは、家族と同居している人だといいます。一人暮らしの高年者より、家族と一緒に暮らしている高年者のほうが自殺しやすいのです。

二分割思考で考えてしまうと、「家族と同居していれば寂しくなくて幸せ」で、「一人暮らしは寂しく孤独」となりますが、現実はそうではない、ということです。

「家族に迷惑をかけている」、もしくは「家族の重荷になりたくない」という思いが、高年者は強くなりやすい傾向にあります。

その思いが「自分には生きている価値がない」という深い悩みにつながり、老人性うつ発症の契機にもなります。それが、「子どもたちに迷惑をかけるくらいならば」と自ら命を絶つ選択につながりやすいのです。

――今の高年世代は何も悪いことをしていない！

「老害」という言葉には、高年者は社会のお荷物で、自分たちに不利益をもたらす存在、とする高年者蔑視が隠されています。そんな高年者を差別する感性が、政府を含めた日本社会全体を覆っています。

その差別は、真っすぐに物事を捉える真面目な人たちに「老害になって、人に迷惑をかけたくない」という強い不安を与えています。

何よりよくないのは、政府が失政を罪なき高年世代に責任転嫁していることです。

日本の借金は1000兆円を超えて、世界ダントツの額です。その原因を、「高年者が増え、年金や福祉予算が膨大（ぼうだい）になったため」と、高年世代に押しつけています。しかし、膨大な財政赤字の大部分は以前に作られ、その原因は明らかに失政にありました。政府は、その失政を謝らないどころか、高年者の責任にしているのですから、実にけしからん話です。

現在の高年世代は何も悪いことをしていません。ほとんどの人は、きちんと所得税も消費税も払い、年金保険料と健康保険料を納め、介護保険料まで支払っています。つまり、国にずいぶんと貢（みつ）いできているのです。それなのに、国の借金の原因とされ、老害とまでいわれる。こうした理不尽に、私たちはもっと声を上げましょう。

社会の**矛盾に対する怒り、理不尽なことに対する怒りは、極めて正当な怒り**です。そうした怒りは生のエネルギーとなり、心身の健康にも必ずよい効果をもたらします。

というわけで、私は声を大にしていいます。老害なんていわれ、政府の失政の責任を負わされ、黙っているのは、もうやめようではありませんか！

気づき 16

ボケることは自然現象。「安息の時間を手に入れられる」と考える

――年を取れば、ボケるのはごく自然な現象

認知症は、皆さんが恐れるほど怖い病気ではありません。

日本人は、認知症を二分割思考で捉える傾向があります。認知症になったが最後、何もわからなくなり、何もできなくなると考えている人がいまだに多いことでしょう。

まず、理解していただきたいのは、認知症は軽度から重度まで、グレーの部分が相当に広くある、ということです。軽いうちはほぼ、なんでもできますが、重度になれば家族の顔もわからなくなる、という病気です。

初期の認知症は、人格が変わらず、知能もあまり落ちません。それまでと大して変

わらない生活を送れます。

70代後半になると8~10%の人が認知症になり、85歳以上になればアルツハイマー型の変化が脳に現れない人は、まずいません。

つまり、どれほど認知症にならないよう**頑張ったところで、ある程度の年齢になれば、誰もが認知症になる**のです。


「ボケたらどうしよう」という不安は、「老害になりたくない」という恐れによっても生まれます。

しかし、先述の通り、そもそも老害なんてものはありません。

人間、生きていれば誰もがボケます。ボケることは、生きていれば起こる自然現象です。今、我々を老害と揶揄(やゆ)する人たちも、長生きすればいずれ、必ずボケるのです。

ちなみに、認知症の人を「ボケ」と表現するのは、侮蔑(ぶべつ)的として避けられています。

しかし、私は必ずしもネガティブなニュアンスの言葉とは思っていません。むしろ、脳の老化がもたらす自然な状態を表す言葉として使用しています。

日本の認知症医療の第一人者といわれた精神科医の長谷川和夫（はせがわかずお）先生は、88歳のときに自らが認知症であることを公表しました。

長谷川先生は、新聞のインタビューでこのように答えています。

「認知症を隠すことはない。年を取ったら誰でもなるんだと、皆が考えるようになれば、社会の認識は変わる」

そして、2021年11月に亡くなられるまで、「認知症の人自身が何を感じているか伝えたい」と講演活動をされてきました。

認知症を「病」のように深刻に捉える必要はありません。老眼や難聴が進むのと同じように、老いれば認知症になるのは、自然なことです。

――認知症になることは、社会のしがらみから解放されること

世間では、認知症の特徴的な症状が誇張して伝えられています。たとえば、「ボケたら、わけのわからないまま問題行動を起こす」というのも誇張された言説です。

認知症になれば、みんなが徘徊（はいかい）するわけではありません。徘徊する人は、認知症の人の5～10％程度です。

今、日本には認知症患者が約600万人いて、65歳以上の6人に1人が認知症といわれています。その全員が徘徊したら、渋谷のスクランブル交差点も原宿の竹下通りも、徘徊老人ばかりになるでしょう。

認知症の人が交通事故に遭（あ）うこともまれです。「怖いものを怖いと思う感覚」は最後まで残ります。ですから、認知症が相当に進んでも、車が近づいてくれば、危険を感知して避けることができるのです。

高齢者施設などに行くと、認知症が重くなるほど、にこやかにしている人が多い、という印象を受けます。脳の衰えとともに嫌なことを忘れ、今だけを見て生きていけるようになるからです。実際、認知症の9割の人は、だんだん大人しくなり、多幸感があってお年寄りらしいお年寄りになっています。

そう考えると、「ボケる」こととは、**これまでの社会のしがらみから解放されて、安息の時間を手に入れられる**こと、といえるでしょう。

気づき 17

「ムダに年を取っている人」ではなく、「ダテに年を取っていない人」を目指す

――「どう老いていきたいか」と夢を描こう

人には、**物事をつい悪い方向に考えてしまう思考回路**があります。とくに日本人は、この傾向が強いように感じます。

何事も楽天的なラテン系の人たちとは対照的な国民性といえますが、その原因の一つが、「予期不安」が強いという特徴が日本人にはあることです。

予期不安とは、現代精神医学では、パニック発作を一度経験したことにより、「あの恐ろしい発作が再び起こるのではないか」という不安が生じることを指します。

この心理は、「まだ起こっていないことに対して、不安を募らせる」ことでもあり

ます。簡単にいえば予期不安とは、これから先についての〝過剰な不安〟です。

そのため、悩み始めたらキリがない不安とは、実際に経験したらそれほどの大問題ではなかった、ということも多々あります。

ボケたくない、寝たきりになりたくないと予期不安を持つのは、はっきり申し上げて、「どう老いていきたいか」と人生を長い目で見られていないことの表れです。

ですから、年を取ることをネガティブに捉えず、「どんな老人になりたいか」と、ポジティブに夢を描いてください。

予期不安に振り回されて、暗い未来を妄想して心を重くするよりも、物事を長い目で見て、「最期に笑えればいい、生き残ることが大事」という発想を持てる人のほうが、人生を楽しみ尽くせるのは明らかです。

——思考の幅が広い老人に人は集まっていく

「ムダに年を取っている人」と、「ダテに年を取っていない人」がいます。

年を取るほど知恵がつき、いろいろなことを受け入れられるようになる、と思われがちですが、なかなかその通りにはいかないものです。実際、「ダテに年を取っていないな」と思わせる思考の幅が広い高年者には、めったに出会えません。たまにしか出会えないからこそ、すごい存在なのです。

予期不安に振り回されず、「そうはいっても、5年、10年経ってみないとわからない」と長い目で物事を見られるのは、ダテに年を取っていないことの証でしょう。

年を取って大らかになるとか、酸いも甘いも噛み分けられるようになるとかは、実は自然なことではなく、「そうなろう」と意識を持つことでなれるものです。

長年、高年者と向き合っているうちに、私はそのことに気づきました。

高年者は経験が豊かなので、本来は物事を長い目で見る能力に優れています。たとえば、次のような高年者は、素晴らしい年の取り方をしているといえます。

お孫さんの受験で、自分の娘や息子がお孫さんの気持ちを無視して、よい学校に入れるために「頑張れ！」とお尻を叩いて勉強させているとします。そんなときに、

「無理に勉強させてこの子が勉強嫌いになったら、受験もうまくいかなくなるだろう。この先の人生、ずっと苦労することになるよ。あとからだって逆転できるんだから」

こうしたことをサラッといえるのは、年の功によるものでしょう。

ですから、どうせ年を取るなら、「この人と会っていると楽しい」と思われる老人、周りに自然と人が集まってくる、魅力的な老人になるほうがいいに決まっています。

そんな老人になるためには、「どんな老人になりたいか」と夢を描き、「そのために何をするとよいか」と考えることです。

一度描いた夢は、認知症になっても壊れません。認知症になると、**直近の記憶は失われやすくなりますが、芯にある思いや人生の信念のようなものは、残る**のです。

実際、認知症になった皆さんとお話しすると、素晴らしい名言や深みのある話、ウィットやユーモアに富んだ言葉を聞かせてくれることが珍しくありません。

そうした人の周りには、認知症であろうとなかろうと、自然と人が集まってくるものなのです。

気づき 18

同調圧力に振り回されるのではなく、「確率」を信じる

――起こる可能性が低い不安に振り回される日本人

これからの人生で起こるかもしれない災難を不安に思うことは、人の生存本能として自然な感覚です。ですが、不安に思うのであれば、正しく怖がりましょう。

正しく怖がるうえで重要な指標となるのが「確率」です。

自分が**恐れている出来事は、どの程度の確率で起こるのか**を調べてみれば、恐れる必要があるか否かが明らかになります。

そのうえで、今後の人生で起こる確率が高いであろう出来事に対して、事前に知識を得て、実践可能な予防や対策を講じておきましょう。不安の感情はなくせませんが、

今できることを見つけて行動することで、結果的に不安は軽くできるのです。

たとえば、２０２０年に始まった新型コロナウイルス感染症の感染拡大によって、社会は大混乱しました。

その混乱の源にあったのは、先述した「予期不安」です。未知のウイルスに感染すれば命を落とすかもしれず、後遺症に苦しめられる、という情報が連日、大々的に流されました。それに伴い、国民の予期不安は、どんどん高まっていきました。

しかし、新型コロナウイルスの病原性がまだ強かった２０２０年の時点でも、感染による死亡率は低いものでした。なんと、お風呂で死ぬ確率の半分ほどだったのです。

それにもかかわらず、「ステイホーム」といって外出自粛が叫ばれ、同調した人たちは外出する自由を手放しました。これは、「お風呂で溺(おぼ)れて死ぬのが怖いから、お風呂に入らないでください」といわれ、入浴をやめるのと同じことです。

コロナ禍では、日本社会の「安心」や「正しさ」の貧弱なイメージとともに、同調圧力がいかに強力かがあぶり出されました。

たとえば、世間体を気にして、律儀にマスクをし続ける人たちが増えました。一方で、「マスクなんて、大した感染対策にならないのだから必要なし」と顔を覆わない人もチラホラいました。しかし、彼らは公共交通機関を利用すれば白い目で見られ、飲食店に入れば注意を受けました。マスクをしない私は、タクシーにも乗車拒否をされたほどです。

確率で物事を見れば、**屋外でマスクをしてコロナ感染する確率よりも、真夏にマスクを着用して熱中症になる確率のほうが高い**でしょう。それなのに、世間がいう「正しさ」を忖度（そんたく）すると、人はいとも簡単に同調圧力に流されてしまいます。

防衛費の増額が本当に喫緊の課題なのか？

ステイホーム作戦は、たしかに感染による死者数をある程度減らせたでしょう。しかし、「命を守る」という大義名分のために、外出する自由も、人に会う自由も奪われ、社会から隔絶され、孤独感を深めた人たちがおおぜいいました。

その末に何が起こったでしょうか。足腰が弱って要介護になる、持病が悪化する、認知症が進むなどのリスクが高まりました。しかも、予期不安が膨らみ「コロナうつ」になって自殺に至る人たちがいたのは、皆さんもご存じの通りです。

予期不安とは、大変に恐ろしいもので、国の行く末まで変えてしまいます。

戦争も予期不安から起こります。日本は防衛費の増額を決めましたが、これも予期不安が高まっているためです。防衛費の増額とは、いざ他国が攻めてきたときに自国を守るための戦闘能力を高めるためのもので、戦争を防ぐ役には立ちません。

今、日本には、税金を必要としている分野が数多く存在します。にもかかわらず、防衛費を増額するという行為は、ある家庭の家計にたとえるならば、子どもの成績は爆下がりし、おばあちゃんには手厚い介護が必要だというのに、お父さんが「強盗に入られたら困る」と、慌てて防犯会社に大金を支払っているようなものです。

予期不安に振り回されると、そんなバランスの悪いお金の使い方が「しかたがない」と思い込まされ、反論する気概を失い、同調圧力に従うことになります。

気づき 19

一人暮らしの人ほど認知症は進まない。孤独を楽しむ予行演習をしてみる

——一人暮らしは認知症を予防する最高の方法

人生を楽しむうえで、高年者の思考を邪魔するのが、「孤独」への恐れです。高年になると、「一人ぼっちにはなりたくない」「孤独死したらどうしよう」という発想が強くなります。これも予期不安が起こす恐れです。

現在、一人暮らしの65歳以上の高年者は、日本では670万人を超えています。単身の高年者が大きな事件・事故などを起こすと、高年者の孤立や孤独の問題がメディアで大きく取り上げられます。しかし、実際には、独居の高年者全員が孤独感に

苛(さいな)まれているわけではありません。

一人暮らしで誰にも看取られず、何日も経ってから発見される、という「孤独死」を恐れる人も多いでしょう。しかし、よくよく考えてみれば、**数日経ってから発見されるということは、死ぬ直前まで元気だった可能性が高い**わけです。

今は、要介護認定を受けた高年者であれば、ほぼ例外なく、なんらかの福祉サービスとつながっています。日常的な支援が行われているので、体調が悪ければすぐに病院に連れて行かれて、孤独死はなかなかできないのです。

孤独死したということは、自殺などのケースを除き、理想の生き方とされる「ピンピンコロリ」が実現できたということ。直前まで寝たきりにもならず、元気に生き、眠るように最期を迎えるという、なかなかできない死に方ができたわけです。


皆さんは「認知症になりたくない」とおっしゃいますが、一人暮らしは認知症予防の最高の方法です。私は、一人暮らしを続けている認知症の患者さんもおおぜい診ていますが、独居の人ほど、認知症の症状は進みにくいと思っています。

一人暮らしをしていれば、日々の生活で頭をフル回転させながら過ごすことになります。必要に迫られて買い物に行って、毎日、料理を作り、食事をして、皿を洗う。ゴミを出しに行き、洗濯をし、掃除をする。このように、家の中にはやることがたくさんあります。そのすべてが、心身、そして脳によい刺激を与えてくれます。

――孤独の楽しみ方を少しずつ覚えよう

「認知症になると一人で生活できなくなるのでは」と思う人も多いのですが、不思議なことに、認知症になると、生きるための防御反応が高まります。

そのため、「自分で買い物に行って、食事を作らなければ死ぬ」と脳がよく認識しているのか、意欲がなくても買い物には行くし、おなかが空いたら料理を作ります。「計算ができなくなるから、買い物もできなくなるだろう」と不安になる人もいますが、これもいらぬ心配です。認知症になると、自分の身を守るために、より安全に振る舞おうとする傾向が強くなるからです。

計算が間違っていたら恥ずかしいし、店員からとがめられるのも怖いため、お店ではとりあえず、お札を出すようになります。なんでもお札で買い物するようになるので、財布が小銭だらけになります。

私は、一人暮らしを無理にお勧めしているわけではありません。家族と一緒にいることが幸せな人もいれば、一人が好きな人もいます。配偶者と死別して一人になる人もいます。「みんな違って、みんないい」のです。

ただし、老人ホームなどへの入居を決めない限り、高年になれば、子どもは巣立ち、親や配偶者と死別し、独居になる可能性は高まります。

孤独への**不安感が強い人は、孤独の楽しみ方を少しずつ覚えておくとよい**のではないでしょうか。予期不安にかられてビクビクするくらいなら、予行演習しておきましょう。一人旅をする、ウィークリーマンションで1週間暮らしてみるなど、不安に思っていることが、実際にどの程度のものかを体験してみると、「一人でもけっこう楽しめるし、大したことはないな」とわかるはずです。

実践こそが予期不安を解消し、心の余裕を増やす最良の方法といえます。

気づき 20

「テレビを見続けるとバカになる」と理解する

——めったに起きない事件だからニュースになる

皆さんが、孤独死や認知症を必要以上に怖がるのは、テレビの影響が強いから、と私は考えています。

ニュース番組やワイドショーは、人が不安になったり感情的になったりする出来事を取り扱います。なぜなら、視聴率が取れるからです。

視聴率が高ければ、スポンサーがつきます。スポンサーの意向を忖度するメディアが、テレビです。テレビを見るならば、ここを十分に理解しておきましょう。

「ニュースになるのはレアケースだけ」——。これが事実です。

「犬が人間を噛んでもニュースにならないが、人間が犬を噛むとニュースになる」といわれますが、まさにその通りです。テレビで取り上げられるような事件は、めったに起こりません。だからこそ、ニュースになるのです。

たとえば、中学生がいじめを苦に自殺をすれば、センセーショナルに取り上げられます。しかし、**1日に55人近く起きている大人の自殺**は、著名人でない限りニュースにはなりません。子どもの自殺はレアケースで社会的な関心が高まりますが、大人の自殺は珍しくないため、視聴率が取れないのです。

死後数か月も発見されなかった高年者が、悲惨な死としてセンセーショナルに取り上げられることがありますが、これもめったにある事件ではありません。

このように、テレビとは、極めて公平性に欠いたメディアといえます。

――テレビを見たければ最初から疑ってかかろう

認知症を発症して攻撃的になって、ときに他人を傷つけてしまう人もたしかにいます。しかし、先述したように9割の人は、症状が進行するにつれて穏やかに多幸感を増していきます。つまり、認知症になって暴走老人となるのは、珍しい例なのです。

ちなみに、認知症の人が暴れると「問題行動」といわれてしまいますが、多くの場合、本人には暴れるだけの理由があります。普段は幸せそうな認知症の患者さんでも、暴言を吐かれたり、子ども扱いされたりすると、腹も立てるし、抵抗したくもなります。認知症が進行しても、自分が正当に扱われていないとわかるのです。

オムツを交換される際に、激しく抵抗したり、介護者を蹴り飛ばしたりすることがあるのは、恥ずかしいからです。とくに女性にとっては、無理やり下着を脱がされているようなものですから、身の危険も感じることでしょう。

こうした問題行動を起こす理由をメディアは取り上げず、問題行動だけを切り取って報道する。不安をあおり、ときに高年者を叩きまくる。

それゆえに「年を取るのは怖い。認知症はもっと怖い」と、恐怖におびえる人が増えてしまうのです。

はっきりと申し上げて、「テレビを見続けるとバカになる」というのが私の持論です。

そこで、**テレビを必要以上に見ないこと――これが、予期不安を抱えないための最良の方法**です。

すべての番組がダメとはいいませんが、見るならば選んで見るようにしましょう。

一日中、テレビをつけっぱなしにしてなんとなく見続けていると、思考力が低下し、前頭葉の劣化を早め、確実に心身の老化を進行させていきます。これほど残念なことはありません。

『資本論』を著(あらわ)したカール・マルクスは、「すべてを疑え」が好きな言葉だったといいます。彼のいう「疑え」とは、「常に自分の頭で考えろ」ということです。

昔は、ニュースキャスターやコメンテーターがいうことに、「バカいっちゃいけない」「ホンマかいな」とあれこれいちゃもんをつけ、はなから疑ってかかる高年者がよくいました。あれこそ、テレビを正しく見る作法だと私は思います。

一方、「そうなのか」とうなずきながら見てしまう人は、テレビの電源を切っておくに越したことはありません。

気づき

21

年を取ったら人に迷惑をかけるのは当たり前。周囲の世話になる準備をしておく

——公共サービスを利用するのは当然の権利

本章の最後にもう一つ、高年になると多くの人が口にする不安を取り上げましょう。「寝たきりになったらどうしよう」という不安です。

確率から考えれば、ほとんどの人は、最期は寝たきりになります。

高年の皆さんは、「ピンピンコロリ」で逝きたいといいますが、「死ぬ直前まで元気で、死ぬときには一瞬で逝く」という死に方は、急性心不全などで急死する突然死を意味しています。こうした死亡例は、高年者の3%に過ぎません。

つまり、大部分の人は、寝たきりが長かれ短かれ続いた末に逝く、「ネンネンコロ

リ」なのです。

ちなみに、私自身でいえば、**ピンピンコロリより、ネンネンコロリのほうが理想の死に方**と考えています。

ピンピンコロリの場合、死の準備ができません。家族への申し送りができない、やりたかったこと、やらなければいけないことができない、会っておきたかった人にも会えない、そして、自らの人生を振り返り感慨にふけることもできないのです。

一方、ネンネンコロリならば、死を迎える前に多くの備えができます。家族や大切な人に伝えたいことを伝え、会いたい人にも会いに来てもらえます。

2018年に亡くなられた女優の樹木希林(ききき りん)さんも、最後の3か月ほどは寝たきり生活だったそうです。このとき、希林さんの話を聞こうと大切な人たちが集まってきて、ずっとお話をされていたとのこと。寝たきりになっても人生を楽しまれていた希林さん。なんて素敵な寝たきりライフだろうと、とてもうらやましく感じました。

「寝たきりになりたくない」という不安は、多くの場合、「人に迷惑をかけたくない」という思いから生まれます。

日本人は、人に頼らないことを美徳のように考えていますが、高齢になれば、誰もが人に頼らざるを得なくなります。足腰が弱ってきても自立生活にこだわっていると、転倒して骨折し、それがきっかけで寝たきりになるリスクも高まります。

ですから、そこは意地を張らずに、素直に公(おおやけ)の世話になることです。介護保険や公的な福祉サービスを利用することは、国民の当然の権利です。

ところが、日本人は欧米人と大きく異なり、「払ってきた税金の元を取ろう」という意識があまりありません。

これまで支払ってきた税金のぶんを、公共サービスで返してもらうのは当然の権利です。堂々と胸を張ってサービスを活用しましょう。

高年者に大切なのは、「迷惑をかけたくない」と思うことではなく、「成熟した依存」ができるようになること。たとえば、公の介護サービスに頼れば、家族の介護負担が減って、共倒れにならずに済みます。

迷惑をかけられたり、かけたりするのが人生です。気に病むことなく、**周りの人に頼り、当然の権利として公共サービスを活用すればよい**のです。

——死は、生の緩やかな延長線上にあるもの

「寝たきりになったら、生きていてもしかたがない」という人がいますが、これは「寝たきりになったら幸せなはずがない」という考えの裏返しです。今、ピンピンしていて、行きたいところに行けて、元気に飛び回っているから、そんな傲慢なことを平気でいってしまうのです。

多くの人は、「死」というものが自分の身に起こる劇的なものであるようにイメージしています。

ですが、おおぜいの高年者の死を見てきた精神科医として私が思うのは、「死は、生の緩やかな延長線上にある」ということです。

事故や自殺、急死などの場合を除き、たいていは、生が緩やかに変化していく先で、

グラデーションが薄くなっていくように死へと移行していきます。こうして、最期は寝たきりになり、「あれ、また眠っているなぁ」となる時間が増えます。そして、だんだんと目を覚ますことが減り、死へと移行していきます。

寝たきりもそんなに恐れるものではないと、おわかりいただけたでしょうか。人の生き死にに「正解」も「不正解」もないのです。

ここを理解したうえで、今できることを実践しましょう。いずれ寝たきりになるのですから、**60代の元気なうちに、最低限のリサーチをしておく**のです。

各自治体には「地域包括支援センター」という、福祉の総合相談窓口となる施設があります。こうした施設には、ベテランのケアマネージャーさんが常駐していて、相談業務を担当しています。ベテランのケアマネさんと仲良くしておくと、「ここの老人ホームはスタッフがとても親切」「このデイサービスは軽度の人も受け入れてくれる」など、多くの有意義な情報を入手できるでしょう。

「備えあれば〝患い〟なし」。心の老い支度には、この心構えが重要なのです。

第2章

65歳からは医者を選び、薬を減らす

気づき 22

頼りになるかかりつけ医＝主治医を見つける

――主治医は大学病院の医師よりも地域に根差した町医者を

この章では、心の若がえりと医療とのかかわり方をお伝えしていきましょう。

65歳からやっておきたいことは、かかりつけ医（主治医）を見つけることです。

加齢とともに、心身の不調は次々に出てきます。不調を感じたときに迷わず相談できる医師がいると、心のアンチエイジングの一環として、大変に心強いものです。


通常、かかりつけ医は、自宅に近い内科医院、つまり町医者がなります。

ところが、ときどき、何かあったら大学病院の医師に診てもらいたい、という人がいます。とくに多いのが、「東大病院で治療をしてほしい」という意見です。たしかに、日本最高学府の病院であれば、最先端の治療が受けられるだろうと考える気持ちはわかります。

しかし、高年者にとって大学病院ははっきり申し上げて、「治療する場所」として、ふさわしくありません。大学病院は専門分化が激しいため、患者さん全体を総合的に診ていく「高年者医療のスペシャリスト」がいないからです。

しかも、どの医師に診てもらうのかを決めずに大学病院に行けば、あまり腕のよくない医師や経験の浅い医師に回されてしまう、ということも起こります。

一方、**地域に根差した町医者は、大学病院の医師よりも高年者医療の臨床経験が豊富**です。健康に関する日常的なアドバイスも的確にしてくれるでしょう。

——真摯(しんし)に向き合う医師を根気強く探そう

ただし、町医者の中には、大学病院時代の感性がなかなか抜けない人もいます。また、すべての町医者が、高年者医療のスペシャリストというわけでもありません。

そこで、頼りになる医師かどうかを見抜くポイントを3つ、紹介しましょう。

1つめは、「待合室が明るく、にぎわっているかどうか」です。

病院の待合室をネタにした落語があります。待合室が老人の井戸端会議の場になっていて、「今日は、あのじいさん、来てないね」「あぁ、具合が悪くて来られないって」というオチの話です。

世間には、病院の待合室は元気な老人のたまり場で、本当に具合の悪い人は来ない、という認識が広がっています。これは、完全なる勘違いです。

医院の待合室のにぎわいは、医師が患者さんに真摯に向き合っていることの表れです。薬の使い方も適切だと思われます。高年の患者さんがヨボヨボし、かかりつけ医のもとまで歩いていけないのだとしたら、薬の使いすぎが一因と考えられます。

さらに、患者さん同士がワイワイとおしゃべりできるような明るい雰囲気が待合室にあるのは、医師が患者さんを大切に考えている証です。もし、横柄（おうへい）な医師であったら、患者さんは待合室で大人しくしていることでしょう。

ですから、**待合室が暗くてどんよりし、老人のたまり場になっていないような町医者は、避けたほうがよい**とわかります。

2つめは、「周囲の口コミ」です。

年齢を重ねると、周囲にも病気になる人が増えるため、「あそこの病院はいい」「あそこはよくない」といった話を聞く機会が増えるでしょう。こうした患者視点の情報はわりと当てになるので、こまめにチェックするとよいと思います。

3つめは、「実際に受診してみて、自分と相性が合うかどうかを確かめる」ことです。

誰かにとってよい医師が、自分にもよいかはわかりません。自分に合わないと感じれば、ほかの病院を探したほうが賢明です。

かかりつけ医とは長い付き合いになります。よい医師と出会えると、その後の安心感がまるで違ってきます。「話を聞いてくれて、説明もわかりやすい」「愛想がよい」「治療方針を一緒に考えてくれる」といった医師を根気強く探せば、きっと、頼りになるかかりつけ医と出会えるでしょう。

気づき

23

自分の死生観をもとに治療方針を決める

――治療の決定権は医師ではなく自分にある

65歳を過ぎたら、もう一つやっておきたいことがあります。

「どんなふうに生き、死んでいきたいか」という死生観を具体的に持つことです。その死生観によって、医療とのかかわり方が変わっていきます。

私自身のお話をしましょう。

数年前、血糖値が急に上がり、1か月で5kgも体重が減少したことがありました。

結果的には糖尿病でしたが、膵臓（すいぞう）がんが疑われ、多くの検査を受けました。

そのときに、「膵臓がんだった場合、治療は受けない」と私は心に決めました。膵臓は肝臓とともに「沈黙の臓器」と呼ばれています。自覚症状が出たときには、かなり進行していることがほとんどです。

なんの治療もしなければ、最後は心身ともにボロボロになっていく可能性がありま す。それでも、動けるうちは、そこそこの体力を保ったまま、好きな旅行も映画制作もできるでしょう。おいしいものを食べる体力もあります。

人生の最期に、**なるべく長く元気で、好きなことをやりたい放題やって、死んでいく**――。これが私の死生観です。

死生観は人それぞれです。死に方に正解も不正解もありません。

自分自身の死生観をもとに、今この瞬間の体と心の声に耳を傾ける――。それが生きることの基本です。

65歳からの医療とのかかわりは、これからどう生きて、どのように死んでいきたいかを考えることが重要になります。ところが、「治療方針は医師が決めるもの」と思っている人が少なくありません。

医師のいいなりになって治療を受けるということは、自分の人生を他人にゆだねることと同じ意味です。もちろん、「病気になったら、すべてをかかりつけ医にゆだねる」という死生観をお持ちの人もいるでしょう。それならば、それでよいのです。

しかし、人生の決定権を自分に置きたいと考えるならば、医師にいわれるままに治療を受けるのではなく、「こんなふうに生きていきたいから、それが叶う形で治療を受けていきたい」と、かかりつけ医に相談する必要が出てきます。

「病気を治す治療」と「元気になる治療」どちらを選ぶ？

治療は、「病気を治す治療」と「元気になる治療」に大別できます。

「病気を治す治療」とは、文字通り、病気を根絶するための治療です。検査の数値を見て、基準値より高ければ薬を処方し、がんが見つかれば、転移を予防するために患部の周辺まで大きく切り取る。そうすれば、検査の数値は改善されて、がんの腫瘍もなくなります。

この「病気を治す治療」は、一般的な医師が行う治療です。患者さんからの希望がなければ、多くの場合、「病気を治す治療」が行われることになります。

ただし、病気にばかり目を向けた治療法は、患者さんのＱＯＬ（生活の質）を大幅に落とすことが多くあります。治療の目的が「病気を根絶する」ことにあり、患者さんの生き方には目を向けていないからです。

一方、「元気になる治療」とは、**病気を治すことよりも、患者さんのＱＯＬをいちばんに考える治療**です。投薬や手術が必要になった場合、ＱＯＬを落とさないために必要最小限の治療になるため、余命も短くなることがあるかもしれません。

その一方で、亡くなる少し前までは、日常の生活を比較的元気に、体力を保ったまま過ごせるでしょう。

病気そのものを積極的に治療するのではなく、患者さんの主観を最優先にし、不調を感じたときにそれを軽くしていくのが「元気になる治療」です。

自分はどちらの治療を受けたいか、今から方針を考えておきましょう。

気づき 24

「有名な医師が名医」という思い込みを捨てる

――暴走した専門家たちが犯したコロナ禍の失策

「病気さえ根絶すれば、患者にどんな後遺症が残ろうが、どんな生活上のハンディキャップが残ろうが問題にならない」

そんなふうに思っている医師が、日本には圧倒的に多く存在します。残念ながら、これが現実です。「病気を治す治療」に熱心すぎる医師たちです。

だからこそ、患者さん自身が死生観を持っていないと、心身に不調を感じて病院に行ったとき、ベルトコンベア式に検査が行われ、病気が見つかれば、「治療」というレーンに自動的に乗せられることになります。

有名な医師や大病院に勤める医師に診てもらえば、自分にとって最善の治療を施してもらえると勘違いしている人がおおぜいいます。テレビの健康番組で「ゴッドハンド」と紹介された医師に手術してもらえば、病気になっても健康をすっかり取り戻せるはず、と信じ込んでいる人もいます。

しかし、**手術の腕はゴッドハンドで病気を取り除くことができても、それで健康を取り戻せるかは、まったく別の話**です。

日本の医療界は「木を見て森を見ず（病気を診て、患者さん自身を診ない）」という医師に牛耳られています。「本当に医者なのか」と思うことを、平気でやります。それを白日の下にさらしたのが、コロナ禍の対策です。

コロナ禍では、新型コロナウイルス感染症対策専門家会議が設けられました。メンバーは感染症の専門家たちです。いわゆる、世間的に「名医」「第一人者」と呼ばれている人たちです。

その医師たちは「感染対策」と称して、「ステイホーム」との言葉で外出自粛を過剰なまでに求めました。国民を自宅に押し込めることで「感染を広げず、亡くなる人をできる限り抑える」という目的を達成しようとしたわけです。

その結果、自粛期間中だけは、感染拡大はある程度抑えられました。ところが、外出自粛は、まったく異なる問題を起こしました。

「感染すると重症化のリスクが高い」とされた高年の人たちが、外に出ることをやめ、毎日毎日、テレビのコロナ情報に釘づけになって、不安を高めていったのです。

真の名医は患者の人生をいちばんに考える

テレビの中では、感染症の専門家を名乗る医師たちが、「感染を防ぐ」ことしか念頭に置かず、過剰なまでに感染対策をさかんに訴え続けていました。

そんな言葉を真面目に守った高年者には、日光に当たらなくなったことで、老人性うつを発症する人がかなり出たといいます。筋力低下を起こし、フレイルになった人も少なくありません。フレイルとは、心と体の働きが弱くなる状態のことです。

人と会話する機会が減ったことで認知症を発症したり、症状が進行する人も増えました。外出自粛によって自宅に引きこもる生活は、免疫力を低下させます。免疫力が落ちれば、ウイルス感染を防げません。

感染対策と称して人が外に出る自由を奪い、別の深刻な健康被害を生み出す……。専門家会議のメンバーは**ウイルスしか見ておらず、国民の心と体への悪影響など、考えもしません**でした。

そんな医師の、どこが名医というのでしょうか。

真の名医であれば、コロナ禍で患者さんにこういい続けていたことでしょう。

「マスコミとか、テレビに出ている医師の言葉を信じて自粛していると、体にも心にもよくありませんよ。人との距離を保っていれば、外を散歩するくらいで感染しませんから、安心して散歩を続けてくださいね」

ところが、多くの医師は「新型コロナウイルスは怖い」という世論を忖度(そんたく)し、だんまりを決め込みました。そんなのは医師ですらない、と私は思います。世間に嫌われようとも、患者さんの人生をいちばんに考えて発言する。それが医師なのです。

気づき 25

「がんになったらどうしよう」と悩まず、「がんになったらどう行動するか」を決めておく

――2人に1人はがんの存在を知らないまま死んでいく

医療とのかかわりにおいて、強い不安を覚えるのが「がん」ではないでしょうか。日本は、2人に1人ががんになり、3人に1人ががんで死ぬ時代になっています。私が浴風会病院に勤務していた当時、年に100人ほどの解剖(かいぼう)結果を目にしていましたが、85歳を過ぎた人の体内には必ず、がんがありました。つまり、2人に1人どころではなく、85歳を過ぎれば誰もが、がんを抱えることになるのです。

この事実を知って、不安にならない人はいないでしょう。将来、高確率で自分の身に起こる災いに不安を感じるのは、当然の感情です。

郵 便 は が き

お手数ですが、
切手を
おはりください。

1 5 1 0 0 5 1

東京都渋谷区千駄ヶ谷 4-9-7

（株）幻 冬 舎

書籍編集部宛

ご住所 〒

都・道
府・県

フリガナ
お名前

メール

インターネットでも回答を受け付けております
https://www.gentosha.co.jp/e/

裏面のご感想を広告等、書籍の PR に使わせていただく場合がございます。

幻冬舎より、著者に関する新しいお知らせ・小社および関連会社、広告主からのご案内を送付することがあります。不要の場合は右の欄にレ印をご記入ください。

不要 □

本書をお買い上げいただき、誠にありがとうございました。
質問にお答えいただけたら幸いです。

◎ご購入いただいた本のタイトルをご記入ください。

『　　　　　　　　　　　　　　　　　　　　　　』

★著者へのメッセージ、または本書のご感想をお書きください。

●本書をお求めになった動機は？

①著者が好きだから　②タイトルにひかれて　③テーマにひかれて
④カバーにひかれて　⑤帯のコピーにひかれて　⑥新聞で見て
⑦インターネットで知って　⑧売れてるから／話題だから
⑨役に立ちそうだから

生年月日　西暦　　年　　月　　日（　　歳）男・女				
ご職業	①学生	②教員・研究職	③公務員	④農林漁業
	⑤専門・技術職	⑥自由業	⑦自営業	⑧会社役員
	⑨会社員	⑩専業主夫・主婦	⑪パート・アルバイト	
	⑫無職	⑬その他（　　　　）		

ご記入いただきました個人情報については、許可なく他の目的で使用することはありません。ご協力ありがとうございました。

ただし、むやみに恐れては、予期不安が強くなります。日本人のよくない点は、予期不安が強いわりに、現実にそうなった場合の対策を立てていないことです。また、**2人に1人は、がんの存在を知らないまま死んでいく**ことも忘れてはなりません。

まめにがん検診を受けに行く人はたくさんいます。ですが、がん検診はがんを発見するもので、大事なのは、そのあとの対策です。

どのような治療を行っていくかを考えておけば、いざ、がんが発見されたときにも自分の死生観を見失わず、むやみにがんを恐れる気持ちもなくなります。

――名医の治療を受けるにはお金よりも「正しい情報」

65歳以降でがんが発見されたとき、選択肢として考えられるのは、次の2つです。

①苦しい思いをしても、1秒でも長く生きるために、がんを根絶する

②なるべく苦しまずに一日一日を好きに生きるため、たとえ残りの人生が短くなった

としても治療は最小限にして、がんとともに生きていく

①を選ぶ場合、大事になるのが、医師と病院の選び方です。

多くの人は、「病院に行けば、最善にして最新の治療が受けられるはず」と考えていますが、残念ながらそんなことはありません。病院によって治療の方法が異なれば、医師によって治療方針も手術の腕も違います。「通いやすいから」などの理由で選ぶと、のちのち自分や家族が後悔する可能性は極めて高くなります。

では、どのように医師や病院を探すとよいでしょうか。

一つは、その病院の病気別の手術成績をチェックすることです。病院のホームページなどに公開されています。術後のフォローがよいかを調べることも大切です。

今の時代、名医の治療を受けるには、「お金を持っているか」よりも「正しい情報を持っているか」がものをいいます。

もう一つは、実際に診察を受けて、「この先生にお願いしたい」と希望を持てる人かどうかを見極めることです。自分でいろいろとデータを調べ、それを並べて医師に

話を聞くのもよい方法です。熱心に話を聞き、そのうえで最善と思われる治療方針を示してくれればよい医師ですし、「患者が医者に指図をするな」などと怒ったり、不機嫌になったりするようならば、命をゆだねる価値のない人物と判断できます。

②のがんとともに生きる治療法を選んだ場合、普段通りの生活をしながら、一日一日をやりたいことをして生きられます。がんという病気は、**積極的な治療をしなければ、死ぬ少し前まで普通の暮らしができる病気**です。

また、自分の余命もだいたいわかるので、「そのときまではやりたいことをやり尽くして、あの世に逝こう」と開き直ることもできます。

しかし、「もしかしたら、寿命が短くなるのではないか」と不安にもなるでしょう。実のところ、治療を受けたほうが長生きか、受けないほうが長生きか、その答えはわかりません。日本の医学界が大規模な比較調査を行っていないからです。

ただし、②を選んだ場合、病院のベッドに縛られずに済むため、健康寿命（日常生活が制限されることなく生活できる期間）は、①よりも確実に延ばせるでしょう。

気づき 26

がんの「検査」と「治療」は、高年者にとってがんより怖い

高年者のがん三大治療法はリスクが伴う

皆さんは、「がんはとても苦しい病気だ」と思い込んでいませんか。実は、がんは治療するから、いろんな意味で苦しい病気になります。

60代で発症し、「治療をしなければ余命1年」と宣告された場合、手術を受け、抗がん剤治療を受ければ、2年は寿命を延ばせる可能性があるかもしれません。しかし、どんなに治療を頑張っても、おそらく、それ以上は余命を延ばせないでしょう。

がんの三大治療法である「手術」「抗がん剤治療」「放射線治療」は、原則的に、がんの根絶を目指す療法です。一方で、正常な組織や細胞も傷つけ、患者さんの生命力

を弱めてしまいます。

それでも医師は、「余命を1年も延ばせて、治療は成功だった」といいます。しかし、当人としては、ヨボヨボの状態になって心身の自由を失ったまま1年を長く生き延び、「あぁ、自分の人生、幸せだった」と笑って逝くことができるでしょうか。

医師の考える成功と、患者さんの願う成功は、こんなにも大きな隔たりがあります。

しかも、**手術によって体の機能が損なわれれば、食欲も落ちる**でしょう。がんを叩く作用の強い抗がん剤を使えば、体の自由も奪われます。髪の毛もごっそり抜けるかもしれません。そのうえ、莫大（ばくだい）な治療費がかかります。

食事もできず、体の痛みも激しく、ADL（日常生活動作）もQOLも低下すれば、以前と同じ生活に戻るのは、ますます難しくなります。65歳を過ぎて、がんを治すための治療を受けると決めた場合には、そのことまで見通すことが重要です。

自分でわかっていて治療法を決めるのと、医師や家族に勧められるがままに治療を受けるのでは、心のあり方がまるで違ってきます。

大病を患うと、老人性うつを発症するケースが多くなります。こうなると、生きているこ とがつらくなり、「今日も生きている」という喜びを感じにくくなるでしょう。

反対に、老人性うつを治療して心の回復を図っていくと、体も元気を取り戻していくケースがたびたび見られます。

本来、がんで亡くなるのはよい死に方

がんは、一つの細胞から突然変異したがん細胞が細胞分裂をくり返すことで、腫瘍へと進行します。そのがんが1cm大になるまで、一般的に10年はかかるとされています。

転移するがんの場合、この10年の間に、すでに転移しているはずです。手術でがんを一つ切り落としたところで、ほかのがんの芽がすでに出ていることでしょう。

こうなると、もはやイタチごっこです。考え方を変えれば、「転移した」といわれたがんも、実際のところは、別に発生したがんかもしれないわけです。

高年者の特権は、がんとともに生きやすくなる局面に入っていることです。

高年者の場合、がんの進行が緩やかになるため、いくつもがんを抱えながら、QOLを損なわずに暮らしている人は珍しくありません。

「がんで死なないためには、早期発見・治療が必要」というのが、世間の常識です。しかし、高年者以降は、早期発見をしたがために、ベルトコンベア式に治療が始められ、健康寿命がそこで終わってしまうことが多くなります。

ですから、**65歳を過ぎていて、寿命より健康寿命を延ばしたい人は、もうがん検診を受けないほうがよいのではないか、というのが私の考え**です。

とくに高年になると、がんの進行が遅くなるので、放っておいても大丈夫なケースは意外と多くあります。実際、先述のように、2人に1人はがんの存在を知らないまま亡くなっているのです。食事がおいしくとれて、好きなことも続けられるなど、生活にも支障なく過ごせます。治療に使うはずだったお金で、旅行も楽しめるでしょう。

高年者専門の医師として思うのは、余計な検査と治療さえしなければ、がんになって亡くなるのは、わりとよい死に方です。

気づき 27

がん検診と健康診断はやめて、心臓ドックと脳ドックを受ける

——WHOから中止勧告を受けても無視している厚労省

65歳を過ぎたら、健康診断が必要かも見直していきましょう。

そのくらいの年齢になると、実は、がん検診や健康診断ほど無意味なものはないと私は考えています。むしろ、害にもなります。私は多くの高年者を診てきましたが、がん検診と健診は、病人を製造するシステムではないのか、とさえ思うのです。

検査の結果、血圧が高い、血糖値が高い、メタボだ、レントゲンで肺に影が見えたとなれば、さあ大変！　投薬だ、手術だ、と進められていきます。

薬には副作用があり、臓器にメスを入れれば必ず体に変調が起こります。

また、胸部エックス線撮影やＣＴ（コンピュータ断層撮影）による放射線被ばくも問題です。放射線を浴びれば、ご存じの通り、発がん率は上昇します。

アメリカの喫煙者を対象とした大規模な調査によると、定期検診を受けている人のほうが、肺がんの早期発見数が多くなりました。ところが、肺がんによる死亡数は、定期検診を受けていない人のほうが少ない、という結果が出たのです。

この結果から、何がわかるでしょうか。エックス線による**被ばく、投薬の副作用、手術のダメージなど、検診と治療が寿命に影響を及ぼしたことが推察できる**のです。

エックス線撮影によるリスクは、世界ではだいぶ前から認識されています。実際、胸部エックス線撮影は１９６４年にＷＨＯ（世界保健機関）から中止勧告を受けています。ところが、厚生労働省はいまだに無視を続けています。

ＣＴはさらに危険です。イギリスの調査では、たった一度のＣＴでも脳腫瘍や白血病が増えることがわかっています。オーストラリアの未成年を対象とした調査では、ＣＴを一度受けるごとに発がん率が16％ずつ上昇することが判明しました。

欧米で実施される比較試験や調査は、対象の母数が大きく、かつ、長期にわたっています。医学が科学である以上、医師は常にエビデンス（科学的根拠）に基づいた判断をしていく必要があると、私は考えています。

突然死を招く危険因子を早期発見できる検査

高年になると、健康に気を遣うあまり、こまめに検査を受ける人が多くなります。検査の数は、不安の数であり、「健康に生きていきたい」という生の欲望の表れです。ですから、どんなふうに生き、どんな死に方が理想なのかと向き合うことで、必要な検査を選べばよいと思います。

数ある検査のなかで、受ける価値があると私が考えるのは、「心臓ドック」と「脳ドック」です。これらは、予期できない突然死を予防するためにも有効です。ただし、CTによる検査は、5年に1回程度にしておきましょう。

血管は、加齢によって動脈硬化が進みます。動脈硬化が問題なのは、心筋梗塞や脳梗塞につながることです。これらの病気は、突然死を招くリスクを高めます。

心筋梗塞は、心臓を取り巻く冠動脈が動脈硬化によって狭くなり、それがなんらかの原因で詰まって、心臓に血液が流れなくなることで起こります。

心臓ドックでは、ＣＴなどの画像診断で冠動脈の状態を調べます。もし、血管の狭窄が見つかれば、**血管を広げるための処置を行うことで、心筋梗塞を起こすリスクを軽減できる**のです。

また、脳の血管の壁が膨らんでもろくなる脳動脈瘤という病気を抱えている人が、一定の割合でいます。脳動脈瘤が破裂すると、くも膜下出血を起こし、命を落とす可能性があるのです。

そこで、脳ドックによって脳動脈瘤が見つかれば、今は破裂を防ぐ処置を、開頭しなくてもできるようになっています。

ただし、高年者の脳では、萎縮や微小脳梗塞も起こっています。これらは治す方法がありません。検査を受ける際は、がっかりしないよう心づもりをしておきましょう。

気づき 28

細胞やホルモンをつくり出すコレステロールを減らさないようにする

——65歳以上は数値を下げると健康に害を及ぼす

欧米では、健康診断を医療政策として採用していません。健診とそれによる早期発見・治療の有効性には、エビデンスがないからです。反対に、「健診に有効性はない」というエビデンスは存在します。

フィンランドで実施された、有名な比較試験があります。

高血圧、高コレステロール、高血糖、肥満、喫煙などのリスクが1つ以上あり、生活習慣病と診断された1200人を対象に、15年間の追跡調査が行われました。

この調査では、対象者を2つのグループに分け、一つは健診も医師の指示もない「放置群」、もう一つは定期的に健診を行い、医師が指示を出す「医療介入群」としました。

その結果、15年後に放置群で亡くなった人は46人、これに対して医療介入群は67人でした。毎年、健診を真面目に受け、医師の指示に従って生活していた人のほうが、死亡数が多かったのです。

健診によって異常値を示した項目があると、糖尿病、高血圧症、脂質異常症、肥満症などの病名がつきます。

病名がつけば、本人に自覚症状がなく健康的に暮らしていても、治療の対象になります。「数値が高いですね。正常値まで下げましょう」と薬が処方され、**適正体重まで減量を求められたり、塩辛いものやお酒、タバコも控えるよう指導**されたりします。

このように、医療が介入して、余剰分を取り除いていくことを「引き算医療」と私は呼んでいます。引き算医療は、一見、健康維持に必要なことのように思えます。ところが、65歳を過ぎたら、引き算医療は害になることが多いのです。

とくに薬の使用には注意が必要です。若い頃と比べて、肝臓や腎臓の機能が落ちているぶん、薬が体内で作用する時間が長くなります。薬を毎日飲み続けることで、頭がボーッとしたり、だるくなったりするなどの不調が起こりやすくなるのです。

がん予防にもコレステロールは欠かせない

たとえば、一般的な医療では、コレステロールは動脈硬化を引き起こすため、薬でコレステロール値を下げる引き算医療が行われます。コレステロール値が高いという「余る害」が問題視されるからです。

しかし、コレステロールは細胞膜やホルモンをつくる重要な材料です。不足すれば、細胞分裂の際にミスコピーが起こりやすくなり、免疫機能の低下やがん細胞の発生リスクが高まります。つまり、「足りない害」によって、健康寿命が縮みやすいのです。

体の老化が進行する高年者の場合、「余る害」と「足りない害」では、「足りない害」のほうがはるかに大きくなります。

なのになぜ、一般的な医師は薬を使ってコレステロール値を下げようとするのでしょうか。それは、10年後、20年後の心筋梗塞や脳卒中（のうそっちゅう）の発症を避けるためです。

しかし、どんなに注意していても、動脈硬化は加齢とともに少なからず起こります。私が浴風会病院にて年間約１００例の病理解剖を見てきたなかで、80歳を過ぎて動脈硬化が進んでいない人は、ただの一人もいませんでした。

それなのに、10年後、20年後の未来のために、コレステロール値を下げる引き算医療によって体調が悪化し、日常生活に制限が生じてしまうとしたら、その医療になんの意味があるのでしょうか。

そもそも、日本人の場合、２０２０年に急性心筋梗塞で亡くなった人は、年間およそ3万人でした。一方、がんで亡くなった人は、およそ37万８０００人。日本人はがんで死ぬ人が、心筋梗塞で亡くなる人よりも10倍以上も多いのです。

心筋梗塞は心臓ドックで予防できますが、がん検診でがんは防げません。がん予防にはコレステロールが必要です。65歳を過ぎた人は、**心臓ドックを受けておけば、コレステロール値を薬で下げる必要性はない、というのが私の考え**です。

気づき 29

日本の高年者は「多剤服用」。薬漬けになることに疑いを持つ

――大病院を受診すると薬漬けになる

65歳を過ぎると、どんなに注意をしていても、調子の悪いところが1つ、2つと増えていきます。それが「老いる」ということであり、生きている証です。

ところが、医療では、病気を薬の力で抑え込もうとします。

オーストラリアでの調査報告では、全入院患者の3％前後が、薬の服用に起因した入院でした。高年の患者ではその比率がさらに高くなり、15～20％とされています。薬の飲みすぎで重篤な状態になる人が、こんなにもいるのです。

薬を処方しすぎる薬大国・日本では、その比率ははるかに高いと見て間違いないで

しょう。実際、それによって患者さんの健康を害することが起こっています。

薬の数が増えれば、必然的に副作用も多くなります。ちなみに高年者の場合、薬の数が6種類以上になると、副作用が増えるとされています。

「最近、頭がボーッとするし、寝込むことが多い」と思っていたら、多剤服用による副作用だったケースも珍しくありません。認知症と間違われたり、足元がふらついて転倒し、寝たきりになったりすることも起こっています。


では、なぜ、日本の医師は薬を多く出しすぎるのでしょうか。

最大の理由は、医療の専門分化にあります。

ある時期から、医学教育の専門化が進みました。たとえば、大学病院には内科という診療科はなく、呼吸器内科、内分泌器内科、消化器内科、循環器内科というように、臓器別の診療科が並んでいます。

日本の医学教育には、**オールマイティに患者さんを診られる総合医を育てる教育システム**がほとんどなく、専門医はほかの領域に関して詳しい知識が、ほぼありません。

このために、大学病院などの大きな病院を受診すると、1つ調子が悪いところが現れると、受診する診療科も増えます。各診療科では、それぞれ薬が処方されます。調子の悪い箇所が1つ、2つと増えていけば、そのたびに新たな薬が追加されていきます。このため、大病院にかかると、高年者は薬漬けになりやすいのです。

薬の副作用を必ず確認しよう

では、開業医のところに行けば、多剤服用の問題は避けられるのでしょうか。

たとえば、内科クリニックの医師も、もともとは大学病院や大きな病院で特定の臓器だけを診てきた医師が、ほとんどです。

医学部で基本的な知識は学んでいるため、専門外の患者さんを診ることはできます。

ただし、医師は、専門外の疾患に対して、医療マニュアルに頼ります。

標準治療を示すマニュアルには、一つの疾患に対して2～3種類の薬が推奨されています。そのため、**薬についてしっかりと勉強していない医師を受診すると、不調の**

数とともに、薬の数も増えやすくなるのです。

「毒を以て毒を制す」。これは、薬の本質を示す言葉です。

病気という毒を、薬という名の毒を使って抑え込むため、病気以外の場所にも作用します。たとえ一つの病気を抑えられても、作用は他所にも及び、意図する反応とは異なる症状を生み出します。これが副作用です。

ですから、自分が飲む薬については、副作用を確認しておきましょう。薬が処方される際、効能の話はあっても、副作用の説明はされないことが大半です。

その場合には、患者さん自身が、「この薬にはどんな副作用がありますか？」と尋ねましょう。患者さんが尋ねれば、信頼に足る医師なら、きちんと答えてくれるはずです。

薬を飲み始めて体調が悪くなったと感じたときには、頑張って飲み続ける必要はありません。すぐに体調の悪化を医師に相談して、服用をいったんやめるか、別の薬に替えることが、ご自身の健康のために必要です。

気づき 30

薬の必要性は体と心が教えてくれる。最小限にとどめて、不調のときだけ飲む

——高年者が高血圧になるのは自然現象

副作用の話をすると、「絶対に薬を飲まない」という極端な選択をする人がいます。

しかし、それで人生のご褒美時間を楽しむだけの健康を保てるでしょうか。

薬の使用も、白か黒かの二分割思考ではなく、副作用のリスクを理解しつつ、必要な治療は取り入れていくという、自分なりのグレーの部分を見つけていきましょう。

たとえば、何十年も、就寝前に市販の頭痛薬を飲み続けている高年の女性が、私の患者さんにいます。それを飲むと、よく眠れるのだそうです。

医学的に見れば、睡眠の質という点において、その薬に意味はありません。むしろ、

依存性や胃腸への負担も大きく、継続して飲まないほうがよいと伝えたいところです。とはいえ、患者さん自身にとっては、今のところ困った症状は何も出ておらず、それを飲むことで気持ちが落ち着き、よく眠れるといいます。ということは、飲み続けることが、彼女にとって最良の選択となります。

このように、**その薬が自分に必要かどうかは、自分の体と心が教えてくれる**のです。

私も、自分自身の健康管理のために、薬を何種類か服用しています。

まず、胃腸薬を飲んでいます。なぜ飲むのかといえば、慢性の下痢や胃痛に悩まされているためです。飲んだほうが一日を元気で過ごせるため、服用しています。

高血圧の薬も飲んでいます。現在のところ、薬を飲まないと最大血圧が２００㎜Hgを超えるほど上がるので、薬の力を借りているのです。なお、血圧の正常値は、最大血圧が１４０未満㎜Hg、最小血圧は90㎜Hg未満です。

私の場合、高血圧治療ガイドラインが示すこの数値まで血圧を下げると、頭がボーッとしてどうにも調子がよくないので、正常値より高めの１７０㎜Hgを維持しています。この数値だと頭がスッキリして思考力が保たれ、元気に過ごせるのです。

糖尿病の人はアルツハイマー病になりにくい

すでに動脈硬化がある高年者に、正常値より数値が高いからといって「薬の力で正常値まで血圧を下げる」という引き算医療は、ダメージを与えます。なぜでしょうか。

動脈硬化を起こすと、血管の壁が厚くなります。そのため、血圧を多少高くしても血液を巡らせないと、脳に酸素や栄養素が届きにくくなります。つまり、加齢によって血圧が高くなるのは、動脈硬化に対処するための適応現象なのです。

にもかかわらず、正常値まで血圧を下げると、脳は酸素と栄養が不足します。これによって、頭がボーッとする、だるい、足がヨタヨタする、などの不調が現れます。

低血圧の人は、体がだるい、動くのが億劫(おっくう)になるなどの症状を訴えます。それと同じ状態が、高血圧の人が降圧剤を多く飲むと、人工的に作り出されてしまうのです。

ですから、**高年者は血圧を高めにコントロールするほうがよい**、と私は考えます。

また、血糖値が高くなった場合も、薬で正常値まで下げる引き算医療が始まります。血糖値も、動脈硬化が進むと、脳にブドウ糖を送るために高くなるのが自然現象です。それなのに、血糖値を下げる薬を使ってしまうと、正常値を維持していたとしても、ふらつきや動悸（どうき）、痙攣（けいれん）といった低血糖の症状が出ることがあります。

なお、「糖尿病はアルツハイマー病を引き起こす」という人がいますが、それは「糖尿病の治療を受けている人」の話です。浴風会病院による研究結果では、糖尿病の人は糖尿病でない人に比べ、アルツハイマー病の発症率が3分の1にとどまっていました。この結果もあり、浴風会病院では血糖値を高めにコントロールしていました。

私自身も糖尿病ですが、歩くこととスクワットで血糖値が300mg／dLを切ることを目標にコントロールしています（基準値は110mg／dL以下）。300mg／dLを超えたときだけ薬を飲んでいます。糖尿病合併症が起こりやすい眼底と腎機能の検査は定期的に受けていますが、今のところ問題は起こっていません。

薬の服用は最小限にとどめ、不調のときに飲むように心がけるとよいでしょう。

気づき 31

高年ドライバーのほうが安全運転。免許返納をする必要はない

――高年者の交通事故は多剤服用が原因

高年者は交通事故を起こしやすいという考えが、今や常識化しています。ペダルの踏み間違えや逆走、暴走などを起こし、大事故につながりやすい、というものです。

しかし、私は、この社会の風潮に真っ向から反対します。こうした事故は、高年による運転技能の低下によって引き起こされるものではない、と考えられるからです。

高年ドライバーにおける重大な交通事故の原因のほとんどは、薬による意識障害が原因ではないか、と私は推測しています。薬害といってもよいくらいです。

高年になると、複数の薬を常用している人が多くなります。しかも、高年者は代謝

が落ちているため、薬の副作用が出やすくなります。

そのため、低血糖や低血圧、低ナトリウム血症などで、意識障害を起こしやすいのです。頭がボーッとして記憶が定まらず、歩き方もヨタヨタしてくることから、認知症と間違われることもあります。

暴走事故を起こした高年ドライバーが、普段はしない暴走をしながら、当時の状況を「よく覚えていない」と答えることがあります。あれこそ、明らかに意識障害を疑ってよい証言です。

それなのに、高年者すべてをひと括りにして、「免許を返納しろ！」と迫るのは、人権侵害、高年者差別にほかなりません。

社会が**免許返納を高年者に求めるならば、まずは多剤服用の危険性を社会に知らしめたほうがよい**でしょう。認知症を疑われていた人が、薬の飲み方を改めたところ、頭の働きも身体能力も改善することは、よくあることです。

高年者の交通事故の責任は、多剤服用を容認している医療界にもあります。患者さんが「頭がボーッとすることがある」と訴えているのに、薬の処方を改めなかった担当医の責任ともいえます。高年者はむしろ、その被害者なのです。

ですから、高年者自身も、「年を取ると事故を起こしやすくなる」のではなく、「不必要な薬を飲んでいると事故を起こしやすくなる」と考えを改める必要があります。

――若者の事故は報道されず高年者の事故は問題視される不可解

そもそも、高年者の交通事故の発生率は高くありません。

2020年に起こった交通事故の件数（警察庁の統計）を使って確率にしてみたところ、75歳以上のドライバー（原付以上の運転免許を保有している人）が第一当事者（加害者）となる確率は、単純計算で0・4％でした。60代は、0・3％です。30～50代は、いずれも0・3％でした。

つまり、60代の人が事故を起こす確率は、ほかの年代とほぼ同じなのです。

ただし、70代、80代になると0・1ポイントだけ高くなり、0・4％になります。

一方、**突出して多いのは16～24歳の若年層で、約0・7%**にもなります。この確率は、高年者を含むそのほかの年齢層のおよそ倍です。

皆さんの記憶にも焼きついている、池袋の暴走事故が起こったのは2019年です。こののち、「高年者は免許返納せよ」という機運が一気に高まりました。高年者の事故が目立って多かったわけではなかったのに、一つの悲劇が高年者すべての責任のように扱われ、返納者が善、返納しない人は悪、のように叫ばれたのです。

一方で、24歳以下の人が起こす死亡事故は報道されません。若者が高級スポーツカーを乗り回し、幼い子を死なせる事故が起こっても、ほとんど報道されないのです。

本当に交通事故を減らしたいのならば、高年者の免許返納を叫ぶ前に、確率的に事故の多い24歳以下の免許返納を求めるのが筋でしょう。それが平等というものです。

世界中で高年者に免許を返納しろと騒ぐのは、日本ぐらいです。高年者は運転に自信を持っているうちは、胸を張って堂々と運転を続けてよいと、私は考えます。

気づき 32

免許返納は外出機会を奪う危険行為。安全機能の高い車に買い替えてでも乗り続ける

――認知症の人はブレーキとアクセルを踏み間違えない

2019年の池袋の暴走事故は、ペダルの踏み間違いによって起こったとされています。では、高年者は、ペダルを踏み間違える事故を起こしやすいのでしょうか。

たしかに高年になると、動体視力や反射神経が衰えるため、一瞬の判断が遅れることはあります。ペダルの踏み間違いによる事故も、増える傾向があります。

ただし、このような事故は、すべての年代で起こっています。しかも、全事故に占める割合は、たった1％ほどです。

ところが、高年者が事故を起こすと「ほら、見たことか」と大々的に報道されます。

それが、若い世代にもよくある事故であっても、くり返し報道されることで、「高年者はみんな、ペダルを踏み間違える」との印象が社会に与えられるのです。

こうしたレッテルを高年者が貼られるとき、認知症とセットで扱われます。「ブレーキとアクセルを踏み間違えるなんて、ボケているからだろう」というわけです。

しかし、これは大いなる誤解です。認知症が原因でブレーキとアクセルを踏み間違えることは、ほぼ、あり得ないからです。

たとえば、数分前のことを忘れてしまうような中等度の認知症の患者さんでも、スプーンと箸(はし)の区別がつかなくなる人はいません。ただし、認知症がさらに進行すれば、スプーンと箸の区別がつかなくなる人もいます。

こうなったときには、もはや車の運転をしたくてもできません。

人が危険を感知する能力は、最後まで残るものです。認知症が進行してくると、**トラブルが起こりそうなことはあらかじめしない、と選択をする**ようになります。車の運転も、「もう、そろそろ無理だな」と思えば、自ら控えることが多いものです。

ですから、認知症も起こっていないのに、60代のうちから「いつか免許を返納しなければいけない」と不安に思う必要も、老親を説得して返納を迫る必要もありません。いずれも、「ここらがやめどき」と感じ、自ら運転をやめるときが来るからです。

――運転をやめた人たちは要介護リスクが高まる

今、「事故を起こしていけない」と、高年者が続々と免許を返納しています。

問題なのは、この先です。免許を返納すると、要介護になるリスクが高まるのです。

筑波大学などの研究チームが２０１９年に公表した調査結果では、運転をやめた人は、運転を続けた人に比べて、６年後に要介護になるリスクが２・１６倍にもなりました。この調査結果では、運転をやめてから、電車やバス、自転車に移動手段を替えた高年者たちでも、運転を続けた人に比べて１・６９倍もの要介護リスクになっていることも、明らかにされています。

とくに地方に住んでいる人にとって、免許返納は命取りになる可能性があります。

都会に住んでいて、車がなくても日常の生活が成立するならばともかく、地方暮らしの高年者の場合、免許を返納した途端に、外出する機会が減ってしまうのです。

運動機能や脳機能は、使わなければ簡単に落ちていきます。こうなると、数年のうちに要介護や認知症の状態になりかねません。しかも、家にこもり、誰とも会わずに過ごす日が増えれば、老人性うつを発症する危険性も高まります。

報道はまるでされませんが、免許返納にはこうしたリスクが伴うのが事実です。今の段階で安全運転ができているのならば、持っている権利をみすみす手放すことはありません。どうぞ大切に保持し続けてください。

それでも「事故を起こしたらどうしよう」と不安に思うのならば、車を替えるのも一つの方法かもしれません。今は、自動運転車や衝突・踏み間違い防止の装置車など、より安全性の高い車が出てきています。

将来、要介護になって介護費用や薬代に使うことになるであろうお金を、車を運転して自由に外出し、健康なまま長生きする人生に投資する。こう思えば、**安全装置のついた車を買うことは、有意義なお金の使い方になる**ことでしょう。

気づき 33

心身の不調には、セロトニン濃度を高める抗うつ剤を試す

——セロトニンを足す薬が高年者の不調に有効

60代のうちは、老いの兆しはあるものの、知力にも体力にも余裕があります。加齢とともに不足していくものをプラスする「足し算健康術」を実践していくと、心も体もますますシャキッと元気になっていきます。

とくに足したいのが、「幸せホルモン」とも呼ばれる神経伝達物質・セロトニンです。セロトニンは60代になると著しく減る傾向があり、心の不調だけでなく、体の不調が現れやすくなります。その心身の不調の裏には、老人性うつが多く見られます。

たとえば、食欲がなくなる、もしくは過食になるといった食欲の異常は、老人性う

つの特徴的な症状の一つです。夜中に目覚めてしまい、そのあとに寝つけなくなるような睡眠障害も、老人性うつでよく見られる症状です。

ほかにも、便秘や下痢、頭痛、腰痛、動悸など、セロトニンの不足は、体の不調として現れる場合が多く見られます。

そこで、**セロトニンを足す薬を飲むことで、今ある不調が軽くなる可能性は高い**と考えられます。気分が優れない、悪いことばかり考えてしまうなどの場合も、神経のつなぎ目にセロトニンを増やす薬を飲むことで、改善が期待できるでしょう。

65歳以上の人の場合、心身の不調を感じていることがあれば、セロトニンを足す薬を試してみる価値はあると思います。そのうえで、症状が改善して自分が楽になるならば飲み続ければよいでしょう。何も変わらない、かえって困ったことが起こってきた、という場合には、すぐにやめればよいのです。

脳内のセロトニンを足すために使われる薬が、ＳＳＲＩ（選択的セロトニン再取り込み阻害剤）です。神経のつなぎ目に放出されたセロトニンが再び神経終末に取り込まれることが減るため、脳内のセロトニン濃度を高める作用があります。

私も、高年の患者さんにＳＳＲＩをよく処方します。老人性うつに、この抗うつ剤は比較的よく効くためです。実際、服用を始めると、不安感情に振り回されなくなり、人生を明るく前向きに捉えられるようになる人が少なくありません。

当然、副作用はあります。若年層の場合、自殺のリスクが高まったり、攻撃性が強くなったりすることがあるため、使用には注意が必要な薬です。

一方、もともとセロトニンが少ない高年者には、この手の副作用は、まず起こりません。ただし、人によっては、吐き気や下痢を引き起こすことがあります。私の場合、**高年者の体は薬が効きやすくなっているぶん、投与量を減らして処方**しています。

――意欲が高まる新薬も登場している

ＳＮＲＩ（セロトニン・ノルアドレナリン再取り込み阻害剤）と呼ばれる、新しい世代の抗うつ剤も登場しています。ＳＳＲＩがセロトニンの濃度だけを高める働きをするのに対して、ＳＮＲＩはセロトニンとノルアドレナリン、両方の濃度を高めます。ノルアドレナリンは、意欲や気力、積極性にかかわる物質です。このため、ＳＮＲＩはＳＳＲＩの作用に加えて、意欲を高める効果が期待できます。

ＳＳＲＩは肝臓の代謝に影響を与えてしまうため、ほかの薬を飲んでいると体内での濃度が下がりにくくなり、注意が必要です。一方、ＳＮＲＩは比較的安心して、ほかの薬と併用できます。

ただし、尿閉（排尿できなくなること）や頭痛のほか、脈が速くなったり血圧が上がったりする副作用があります。この点には注意が必要です。

ＮａＳＳＡ（ノルアドレナリン作動性・特異的セロトニン作動性抗うつ薬）という、まったく新しい仕組みでセロトニンとノルアドレナリンを増やす薬も登場しています。

この薬は、効果が現れるまでの時間が短く、吐き気や下痢などの副作用も出にくいというメリットがあります。わりと眠気が強く現れやすいのですが、そのぶん、就寝前に服用すると、ぐっすり眠れるようになります。

気になる人は、精神科に相談してください。

気づき 34

決して一人で悩まず、カウンセリング重視の精神科医に相談する

――もっと早く精神科に来院したほうがいい高年者が多数いる

人の精神は、本人が思う以上にもろいものです。とくに、セロトニンの分泌量低下が起こってくる65歳以降は、ちょっとしたストレスで心も体も不調に陥ることは珍しくありません。

「生きているのがつらい」「何をしても楽しくない」など、精神的な危機に直面すると、何かに依存したくなるのは、人の自然な感情です。

ただし、お酒やギャンブル、セックス、あるいはカルト宗教や自己啓発セミナーなどに依存することは、自分や周りの人たちを幸せにしません。

何かに依存したくなったときには、自分が信頼できる人に依存するのが「健全な依存」といえます。その人に**悩みを打ち明けるだけで、ストレスの緩和に大きな効果があり、話すことで悩みの本質を客観視できる**こともあります。

一方で、身近な人だからこそ話せない、ということもあるでしょう。

そうしたときのために、心のプロフェッショナルがいます。誰かに依存したくなったときには、精神科や心療内科を受診し、カウンセリングを受けましょう。

私の臨床経験を振り返っても、「もっと早く来院されていれば、こんなに症状が重くならずに済んだのに」と思う患者さんが、たくさんいます。

高年者医療に慣れている精神科医を見つけよう

では、信頼できる精神科医は、どのように探すとよいでしょうか。

これは、かかりつけ医（主治医）を探すときと同様、待合室の雰囲気の明るさ（精神科は予約制が多く、待合室が患者さんでにぎわうことは少ないと思いますが）と、口コミを見るとよいでしょう。そのうえで、実際に受診して信頼できる医師かどうか、自分自身の目と心で確かめることです。

カウンセリングを行うかどうかも大事なポイントです。カウンセリングのプロである臨床心理士が常駐しているクリニックもよいと思います。

老人性うつには、先述のSSRIなどの薬がよく効きますが、薬だけで治るともいえません。本人に、うつ病を引き起こしやすい考え方があるのも事実だからです。そこを無視して薬だけでうつ病を治そうとするのは、薄着のまま風邪薬を飲むようなものです。

ところが、現実には、薬物療法だけを行っている精神科医が少なくありません。とくに大学の医学部の教授たちは、薬物療法ありきです。

実際、私のように、薬も扱いつつ、カウンセリングも行うという精神科医は、だいたい教授にはなれません。アメリカの大学で精神分析を研究し、英語の論文を書いても、なることができないのです。

教授選は教授たちの多数決なので、現教授が「カウンセリングなど必要ない」というなかでは、「薬もカウンセリングも必要」と主張する医師は落選するようになっています。こうした閉鎖的な考えが蔓延しているのも、日本の医療界が変われない理由です。

精神科を受診する際にもう一つ大切にしたいのは、「老人性うつの治療に慣れている医師を見つけること」です。これは、薬の使い方を見ると、だいたいわかります。たとえば、精神安定剤を若い人が服用した場合、眠気の副作用が出る場合があります。一方、高年者の場合、転倒の原因になることがあります。筋肉の働きを弱める筋弛緩作用があるからです。また、高年者は薬が効きやすいため、一日中ぼんやりしていたり、記憶障害を起こしたりするなど、さまざまな問題が起こりやすいという心配があります。

なお、精神科医は具体的な公的ケアの情報も持っています。たとえば、**介護が負担となり精神的疲労がたまっている人には、介護を補助する公的サービスの窓口を教えてくれるはず**です。このことも、頼りになる精神科医選びのポイントにしてください。

気づき 35

男性ホルモンを増やして「人生はこれから!」と意欲を高める

——男性ホルモンが減ると心身の不調が進行する

60代になったら、男性の場合はもう一つ、補充したほうがよいものがあります。男性ホルモンである「テストステロン」です。

テストステロンは、**性機能に加えて、意欲や好奇心、集中力、判断力、人への関心など、精神面の働き**もつかさどっています。そのため、この分泌量が減ると、さまざまな症状が起こってきます。具体的には、次の通りです。

●身体症状……関節痛、筋肉痛、疲れ、発汗、ほてり、肥満、メタボ、頻尿

●精神症状……イライラ、不安、うつ、不眠
●性機能症状……性欲低下、ＥＤ（勃起障害）

これに伴い、人付き合いが億劫になる、記憶力が落ちる、判断力が落ちる、筋肉がつきにくくなる、などの症状も現れます。このように、男性ホルモンが減ることでさまざまな不調が現れることを「男性更年期障害（ＬＯＨ症候群）」と呼びます。

男性の場合、テストステロンの分泌量は加齢とともに、緩やかに減っていきます。40代頃から減少が始まり、生涯にわたって終わりがありません。そのため、徐々に心身の不調が進んでしまうのです。

また、減少を自覚しにくいのも難点です。男性ホルモンの分泌量低下が不調の原因になっていると気づかない限り、不調とは一生の付き合いになってしまいます。

一方、女性の場合は、閉経の前後5年間で女性ホルモンの分泌量が急激に減るため、体調の変化が劇的に起こります。この間、つらい思いをする女性が多くなりますが、それを過ぎると、元気を取り戻します。

なぜなら、閉経後に女性は、男性ホルモンが増えるからです。アイドルの追っかけを始めたり、サークル活動に熱心になったり、年を取ってから社交的かつアクティブになる女性が多いのは、男性ホルモンの分泌量が増えるおかげでしょう。

―― 男性ホルモンを増やす3つのセルフケア

不足しているものは、どんどん足していくことで、心も体も元気になれます。男性ホルモンも一緒です。最も手っ取り早い方法は、テストステロンを注射して体内に取り入れる「男性ホルモン補充療法」です。

テストステロンを2週間おきに筋肉注射することで、筋肉量や筋力だけでなく、気持ちや性欲の改善を図ることができます。私のクリニックでは、3か月間有効な「デポ剤」というものを使用しています。

ところが、日本の男性は、こうした療法を反則技のように捉えがちです。

たしかにアスリートならばドーピングになりますが、高年男性の場合、心も体も元気にする立派な健康法です。プロスキーヤーの三浦雄一郎（みうらゆういちろう）さんは、80歳でエベレスト登頂に成功した際に、男性ホルモン補充療法を行っていました。

「年がいもなく」と考えれば老け込む一方です。ですが、「人生まだまだこれから！」というモチベーションを保ちたいならば、一度試してみてはいかがでしょうか。

日常生活でも男性ホルモンの分泌を促すことができます。

1つめは、**肉や卵などを食べてコレステロールをとる**こと。男性ホルモンは、コレステロールからつくられるからです。反対に、コレステロールを下げる薬を飲み続けると、男性ホルモンが減り、男性更年期障害のリスクが高まるので、注意が必要です。

2つめは、カキやニンニクなどに豊富に含まれる亜鉛をとること。亜鉛は、男性ホルモンの合成と分泌を促す作用があります。

3つめは、運動を習慣づけること。男性ホルモンは、運動することで分泌量を増やせます。

この3つを実践することも、精力的に生きていくうえで大切な生活術です。

第3章

80歳の壁を超える和田式快老術

気づき 36

1週間に3回、自分にご褒美を与える

——65歳からは生きがいを持たなくていい

突然ですが、『サザエさん』（長谷川町子著）に登場する波平さんが何歳かご存じですか？

実は、54歳です。また、妻であるフネさんも、アニメでは50代です。見た目はすっかり風格あるおじいちゃん、おばあちゃんで驚きます。いいかえれば、現代の高年者はひと昔前に比べて、心も体も若々しいということです。

「人生100年時代」と呼ばれる現代は、人の寿命が大幅に延びています。65歳の人が100歳まで生きたとすると、赤ちゃんが一人前の社会人になるまでの時間が、まだ残されているのです。

そう考えると、まだまだこれから、なんだってできそうな気がしてきませんか？

65歳からの人生は、会社のため、子どものためと自分を縛りつけてきたものから解放されます。わずかばかりとはいえ、年金も入ってきます。体は若い頃のように動かなくても、精神的には多くの自由があります。

そんな65歳からの人生は、これまで頑張ってきた自分へのご褒美の時間。自分の考え方一つで楽しく、自由に生きていくことができるのです。

65歳を過ぎたら、私は「やりがい」「生きがい」という言葉からも自由になってよいと思います。
日本人は**とかく、やりがいや生きがいなどを求めすぎ**です。しかし、そこに焦点を当ててしまうと、脳の前頭葉が萎縮し始めている高年者は、「やりがいを感じられないからやらない」「生きがいがないと、なんのために生きているのかわからない」と、かえって不安が募りやすくなります。

やりがいも生きがいも主観的なものなので、見つけようと探してみたところで見つかるものではありません。頑張って見つけようとしないほうがいいでしょう。

たとえば、仕事をやりがいにしていると、仕事を失ったときの喪失感は計り知れないものになります。孫の成長を生きがいにしてしまうと、孫に嫌われたときに悲しくなってしまうでしょう。やりがいも生きがいもあることは幸せですが、人生における重要性が増してしまうと、失ったと感じたときの反動が大きいのです。

それよりも、日々の生活のなかで楽しいこと、面白いこと、嬉(うれ)しいと感じることを見つけて臆することなくチャレンジしていく。この発想が大事だと思います。

ご褒美で気分を高め、過剰な心配や不安を消す

これからの人生をご機嫌に過ごすためのいちばんのポイントは、「自分を愛する気持ちを持つ」ことです。自分を愛する気持ちは、「このままの自分で大丈夫」という自己肯定感を高め、将来への過剰な心配や予期不安を消していきます。

では、自分を愛する気持ちを持つには、具体的に何をするとよいでしょうか。

お勧めしたいのは、「1週間に3回、自分へのご褒美を準備すること」です。

ご褒美を選ぶポイントは2つあります。「実現できるもの」と「気分が高揚するもの」です。このバランスのなかで、自分にご褒美を用意するとよいでしょう。

たとえば、ちょっといいレストランを予約する、映画や舞台を観に行く、スパイスからカレーを作ってみる、ケーキを買う、ドライブをする、読書の時間を持つ、趣味の鉄道の写真を撮りに行く。競馬や競輪などのギャンブルでも、野球やサッカーの観戦でも、美術鑑賞、花を買う、洋服を買いに行くなど、なんでもよいのです。

大事なのは、予定を決めて、できれば手帳に書いておくこと。嫌なことや気分が乗らないことがあったり、予期不安が湧き起こってきたりしても、「明日はご褒美が待っている」と思えば、気分が高揚します。

自分を大切にする日々を積み重ねれば、満ち足りた気持ちが生まれます。その**結果、自分を愛する気持ちが膨らんでいく**のです。

気づき 37

YouTubeやNetflixでお笑いの名人芸や名作映画を鑑賞する

――文化についていけないのは、あなたの経験〝知〟が高い証拠

あなたは今日、何回笑いましたか？

年を取るとともに、人はだんだん笑わなくなっていきます。若い頃は、箸が転ぶだけでもおかしかったのが、今はもう、箸が転んだところで笑えないでしょう。

それでも、人は笑い続けたほうがよいです。なぜなら、笑えばそのぶん、免疫力が上がるからです。

免疫力が上がれば、自然治癒力が高まります。がんや新型コロナウイルス感染症、老人性うつを防ぎ、治していくためにも、笑いは役立ちます。

しかし、高年者はそんじょそこらのことでは笑えません。豊かな**経験を積んできたぶん、想定の範囲内のことには脳の働きが限定的で、退屈に感じてしまう**からです。

たとえば、若い人の文化に「ついていけない」と思うことがないでしょうか。音楽にしても、「何を歌っているのかわからない」と感じたり、「みんな同じ」に聴こえたりします。

そんなとき、自分を「古い人間になったな」と思う必要はありません。それだけ、あなた自身の経験〝知〟が高い、ということです。素晴らしい音楽にたくさん触れてきたあなたのレベルに、その音楽が達していないだけに過ぎません。

本当によい音楽とは、誰が聴いてもよいものです。ビートルズやユーミンの曲を聴いて、若い人が「つまらない」「古い」というでしょうか。反対に、若い人の歌でも、感動する曲は感動します。高年者でも涙を流すほど感動する音楽もあります。

お笑いも同じです。テレビのお笑い番組を見ていて、「面白くない」と笑えないのは、あなたの笑いの経験〝知〟が高いからです。

「M－1グランプリ」も、日本一の若手漫才師を決める頂上決戦というならば、老若男女、誰もが笑える芸人にグランプリを与えてほしいと、私は思います。

そのためには、審査員を全員80歳以上にしてはどうでしょうか。80歳以上はレベルの低い芸にクスリとも笑いません。ですから、登場する芸人のレベルも自ずと上がり、心の底から大笑いできる秀逸な漫才をたくさん見られることでしょう。

テレビ以外にも魅力的なコンテンツが山ほどある

今、若い人のテレビ離れが進み、テレビ局は彼らをつなぎ止めようと忖度した番組ばかり制作しています。それが結果的に、テレビをますますつまらなくしています。

しかし、**実際、テレビをたくさん観ているのは、高年者層**です。

ならば、高年者が「面白い！」「感動した！」と喜ぶような番組を制作するほうがテレビの将来のためになるはずです。しかし、そんなことを私がいったところで、テレビ局はなんにも変わりません。

そこで高年者から、テレビ離れして変わっていきましょう。

「つまらないな」と思いながらテレビをつけっぱなしにしておくよりも、たとえば、横山（よこやま）やすし・西川（にしかわ）きよしの漫才や藤山寛美（ふじやまかんび）の新喜劇を見ていたほうが、心の底から笑えます。

今の世は便利なもので、そんな名人の芸が、YouTubeなどの動画配信サイトで、無料で見られます。インターネットはよくわからないというならば、DVDを借りてきてもよいでしょう。もちろん、劇場で観賞できれば文句なし、です。

テレビを消すと寂しいというならば、NetflixやAmazonプライム・ビデオなどの配信サービスと契約をしてみましょう。わずかな月額料金で素晴らしいドラマや映画、ドキュメンタリーなどを幅広く視聴できます。心の健康のためにはこうした作品のほうが、視聴者の不安をあおるテレビ番組よりも、よほどよいでしょう。

また、これからの人生を思うならば、最初はハードルが高く感じても、スマートフォンの扱いには慣れておくに越したことはありません。新しいことに挑戦すれば、そのぶん前頭葉が刺激されて、セロトニンの分泌力も高まります。

気づき 38

我慢や節制はやめて「おいしい」と思うものを食べる

――厳しい食事制限は幸せを遠ざける行為

私が有料老人ホームを設立するとしたら、利用者さんの「食べたい！」と感じる気持ちを大事に、**我慢や節制などさせず、おいしいものを食べられるホーム**にします。

65歳を過ぎたら、その人の「楽しい」「嬉しい」という思いを最優先にすることが、何よりも大切だと考えるからです。

食べることは、人間にとって幸福感を覚える最大の行為です。その食事に、「健康には必要だから」と我慢や節制が入り込むと、途端に味気ないものになります。

しょっぱい味つけが好きなのに、「血圧が高いから塩分は控えて」と医師にいわれ、薄味の料理ばかりになると、おいしいと感じられず、食欲が落ちます。甘いお菓子が大好きなのに、「血糖値が高いので、甘いものは厳禁」といわれれば、生きる喜びを奪われたような気分になるでしょう。

そうした食事制限をしていれば、たしかに血圧や血糖値の数値は下がるかもしれません。けれども、幸福感を得にくくなります。そうなると、免疫力も低下します。人の免疫力は、心の状態に影響されます。「楽しい」「嬉しい」「おいしい」「幸せ」と感じれば免疫力は上がりますが、「つまらない」「悲しい」「まずい」「不幸せ」と感じていれば、免疫力も下がってしまうのです。

現代医療は、健康診断の数値にこだわるあまり、人の幸せにまで思いが至らなくなっています。それが結果的に、免疫力の低下を引き起こしているのです。

――「おいしい」と感じる喜びが免疫力を高める

コロナ禍では、ワクチン接種がこれまで以上に重視されました。では、ワクチンの効果を高めるために接種を受ける前後、あなたはどんなことをしましたか。

大切なのは、おいしいものを食べて、睡眠をしっかり取ることです。先述の通り、お笑い動画などを見て、たくさん笑うのもお勧めです。こうして免疫力を上げておくことが、ワクチンの効果を高めることにもつながります。

ワクチン接種が推奨される理由は、ウイルスの遺伝子を体内に入れることで、「こいつは敵だよ」と免疫機能に学習させるためです。しかし、この学習効果を高めるには、免疫力が正常に維持されていないといけません。

そのために大事なのが、「おいしい」と感じる喜びや睡眠、笑顔なのです。

ところが、政府や専門家会議の委員たち、予防接種を行う医師たちは、接種の重要性をさんざん呼びかけながら、ワクチン接種の心構えをまるで説きません。

これもまた、国民の健康より、コロナ感染を抑え込むことばかり重視する医療界の側面です。

人が病気を防ぎ、元気に生きていくには、免疫力が何よりも重要です。

免疫力は心の状態に影響されるとお話ししましたが、反対に、心の状態も免疫力に影響を受けています。実際、免疫力が低下すると、うつ病の発症リスクが高まります。

私は、節制しすぎて食事への興味が失われ、肉体的だけでなく心も老け込んでしまった高年者を、たくさん診てきました。医師から節制を求められ、真面目に従ってきたためです。

長生きのための節制が、気持ちを鬱々（うつうつ）とさせ、老人性うつ発症の原因になってしまうのだとしたら、なんのための健康管理でしょうか。

もちろん、暴飲暴食はお勧めしません。しかし、今日の自分がご機嫌に過ごすために、「おいしい」と感じるものを食べて、幸せな気持ちになる。それだけで、免疫力は高まるのです。ですから、65歳を過ぎたら、おいしいものまで我慢する必要なんかありません。

検査の数値ばかり見て、あなた自身を診ない医師の言葉をあまり生真面目に聞かないことも、健康長寿の秘訣といえるでしょう。

気づき 39

塩辛いものを欲するのは自然の摂理。塩分不足は命取りになる

――栄養素を送り届けるために血圧が高くなる

「太っていると健康が損なわれる」というのが、世間一般の常識です。しかし、日本を含む世界中で、「やや肥満の人がいちばん長生きする」というデータがあります。

つまり、**医師が不勉強なだけで、小太りくらいが長生きというのが、世界の常識**なのです。

では、「塩分、糖分、脂質」はどうでしょうか。これらは一般に、健康を害する三大悪といわれています。しかし、これらは、人が食べて「おいしい」と感じる成分です。

なぜ、三大悪と呼ばれるものを、私たちは「おいしい」と感じるのでしょうか。

それは、人は体に必要なものを「おいしい」と感じるように進化しているから、と考えられます。

たとえば、私はラーメンが無性に食べたくなることがあります。ラーメンは、「塩分、糖分、脂質」のすべてをたっぷりと含み、一般には「健康によくない料理の代表格」と思われています。私のように血圧も血糖値も高い人は、ラーメンを控えていることが多いでしょう。

ですが、私はラーメンを食べます。かなりの高血圧、高血糖ですが、おいしそうなお店を探しては、週に数回はランチにラーメンを食べ歩いています。

ラーメンを食べたいという欲求は、「体の適応現象」だと考えているからです。

加齢によって動脈硬化が進むと、血管の壁が厚くなって、血管の内側が狭くなります。血圧が高くなるのは、動脈硬化が進んだ血管が、酸素と栄養を随所に届けようとしていることの表れ。血圧を少し高めにすることで、血流を促しているのです。

塩辛いものが食べたくなるのは、血流を促進するために、血圧を上げる必要があるため。糖分を欲するのは、脳にブドウ糖を届けるため。脂質をおいしいと感じるのは、細胞膜やホルモンの材料にして免疫力や意欲を高めるため、です。

動脈硬化が進んだ場合、血圧を高くしないと、体が欲する栄養を送れなくなります。だからこそ、脳は「塩分、糖分、脂質」を強く欲するようになるのです。

低ナトリウム血症が意識障害や失禁を招く

人間は、ナトリウム（塩分）がないと生きていけません。腎臓には、ナトリウムを貯めておく働きがあります。

ところが、腎機能が低下するとナトリウムを維持できなくなり、尿と一緒にナトリウムを排出してしまいます。その結果、血中の塩分不足が引き起こされることがあり、この状態を「低ナトリウム血症」といいます。低ナトリウム血症が起こると、意識障害や失禁、痙攣などの症状が生じます。これらは命にかかわる、危険な状態です。

それを防ぐために、脳は塩味の強いものを求めている、とも考えられます。

日本では、高血圧の予防・治療のためには塩分を1日6g以内に抑えることが推奨されています。しかし、海外では、1日10〜15gの摂取が最も死亡率が低いというデータが出ているのです。

加齢とともに、動脈硬化は、ほとんどの人の血管で起こります。たしかに高血圧は動脈硬化の原因になります。しかし、すでに動脈硬化が起こり、腎臓も老化している高年者が塩分を必要以上に控えると、低ナトリウム血症を起こしやすくなるのです。ところが、血圧が高い人に対し、医師や管理栄養士は、塩分をできるだけ控えるように指導します。それが、低ナトリウム血症のリスクを高めることになります。

結果、何が起こるでしょうか。たとえば、運転中に低ナトリウム血症が起これば、普段は安全運転の高齢ドライバーも、意識が飛んで逆走や暴走を起こす危険性が高まります。糖質を控えすぎると、頭がボーッとして車をぶつけることもあるでしょう。「健康のため」と続けている**ダイエットや食事制限が、本人の意図せぬ問題を引き起こしている可能性**があります。過度な節制は考えものです。

気づき

40

「10年後の健康」のためではなく「今日の自分」のために食事をする

――動物・植物性たんぱく質をバランスよく摂取しよう

高年者にとって、最もよくないのは、「食べない」という選択です。余分なものをとりすぎる害よりも、「足りない害」のほうが、60代になると深刻になります。「たんぱく質」も、不足すると問題になる栄養素の一つです。

私たちの細胞は常に、古いものから新しいものへと生まれ変わっています。これを「新陳代謝」と呼びます。新陳代謝は、死ぬまで続けられます。

この新陳代謝が行われる際、たんぱく質が不足すると、丈夫な細胞をつくれなくなるのです。

第1章でもお伝えしましたが、筋肉や皮膚、セロトニンなどのホルモンも、たんぱく質が材料となっています。そのため、たんぱく質が不足すると、健康を保てません。ただし、**たんぱく質は体内に貯めておけないので、一度にたくさんとるよりも、1日3回の食事で、まんべんなくとっていく**ことが大切です。

たんぱく質は、豆腐や納豆などの大豆製品に多く含まれています。また、肉や魚などの動物性食品にも豊富です。

ときどき、「植物性たんぱく質と魚をとっていれば、肉は食べなくてもよい」という人がいます。しかし、65歳を過ぎたらその考えは捨てたほうが、ご自身の健康長寿のためになるでしょう。

肉などの動物性たんぱく質をとると、血液中にアルブミンというアミノ酸が増えます。アルブミンには脳卒中、心筋梗塞、感染症を予防する働きがあります。そのため、血液中のアルブミン値が低い人ほど早く亡くなりやすく、反対に、肉の摂取量が多く、アルブミン値が高い人ほど病気のリスクは低くなる、と報告されているのです。

実際、90歳、100歳になって心も体も元気な人は、みんな肉をよく食べます。「これさえ食べていれば大丈夫」ということをせず、肉や魚、大豆など、さまざまな食品からたんぱく質を摂取するよう、心がけましょう。

コンビニ弁当は栄養を補う優秀食品

高年者1000人を対象に行った調査では、ある10品目を食べている人ほど筋肉量が多く、握力や歩く速さなどの身体機能も高い、との結果が出ています。

その10品目とは、「肉」「魚介類」「卵」「大豆・大豆製品」「牛乳」「緑黄色野菜」「海藻類」「イモ」「果物」「油を使った料理」です。

ぜひ、1日3回の食事のなかで、これらをバランスよくとることを心がけていきましょう……なんていうと、「大変だなぁ」と思われてしまうかもしれません。

家庭で料理を作るとなると、どうしても品数が減ってしまいます。とくに、一人暮らしや高年の夫婦二人だけになると、いろいろ食材を買っても食べ切るのは大変です。

そこで、解決法の一つとして、「コンビニ弁当」の利用を提案します。「コンビニ弁当は、食品添加物が気になる」という人が多いかもしれません。仮に、食品添加物の影響を受けたとしても、それはずっと、先のことです。高年者になったら、**10年後の健康のために食事をするより、今日という一日のために食事をすることのほうが、はるかに重要**です。

ですから、65歳以降の人は、添加物におびえるよりも、幕の内弁当など、おかずの種類が豊富な弁当を選んで食べるほうが合理的といえます。

外食もお勧めです。私はラーメンが好きでよく食べに行くとお話ししましたが、最近のラーメンは非常によくできています。今のご時世、化学調味料を使わないお店が増え、スープにコクを出すために20〜30種類もの食材を煮込んでいたりします。ですから、スープを飲むことで、20〜30種類の食品が持つ栄養を摂取できるのです。

これは体にいい、これはダメと決めつけず、ほどよく中食（なかしょく）や外食を取り入れていきましょう。なんでも食べる人のほうが、心も体も元気であり続けられます。

気づき 41

タバコもお酒も我慢は毒。無理してやめる必要はない

——65歳からは好きなものを取り上げてはいけない

「タバコを吸っているとがんになるから、やめたほうがいい」

世間ではこのように啓蒙(けいもう)されています。たしかに、この考えは、65歳までの人には当てはまるかもしれません。

ですが、65歳を過ぎたら、もう無理して禁煙をしなくてもよい、と私は思います。

私が勤めていた浴風会病院では、病院が運営する老人ホームの入居者(65〜69歳)を対象に、喫煙者群(338例)と非喫煙者群(322例)の追跡調査を行いました。1〜10

年後の心筋梗塞の発症率や生存率を、比較検討したのです。

結果は、一般常識とはまったく反するものでした。心筋梗塞の発症率や生存率は男女ともに、喫煙者と非喫煙者では、ほとんど差がなかったのです。

タバコが肺がんの危険因子になるのは事実です。しかし、**タバコで健康を害しやすい人は、65歳になる前にすでに亡くなっている**ケースが多くあります。ですから、65歳までタバコを吸っていて元気ならば、無理にやめる必要はないと思うのです。

私の知り合いで、82歳で肺がんが見つかった男性がいます。それによって、大好きなタバコを家族から取り上げられました。2か月ほど禁煙を頑張ったのですが、「どうせ、がんで死ぬのだから」と、再びタバコを吸い始めました。

すると、禁煙中にしょんぼりして元気を失っていたのがウソのように、元気を取り戻したのです。それから毎日、「うまい、うまい」とタバコを吸い続け、10年後にくも膜下出血で亡くなりました。

なぜ、こうしたことが起こったのでしょうか。

おそらく、喫煙の喜びが免疫機能を高め、がんの進行を遅くしたのだと考えられます。もし、無理して禁煙を続けていたら、ストレスで免疫力を低下させ、がんの進行を速めていたのではないでしょうか。

65歳を過ぎたら、自分の好きなものを取り上げてはいけません。

お酒は「人生の喜び」だが、うつ病治療では厳禁

では、お酒はどうでしょうか。

私はタバコを吸いませんが、お酒は大好きです。私にとってお酒とは、人生の喜びです。ですから、これを手放すつもりはありません。

以前は、バーで一人、バーボンを飲むのが好きだったのですが、今は、ワインにはまっています。ワインは人と人をつなぐ、といわれますが、私もワインを飲むようになって、人付き合いが多くなりました。ワイン会に誘われることも多く、いろいろな分野の人と知り合いになったり、友達ができたりして、楽しみが増えています。

ワインは糖質が少ないのもよい点です。糖質の多いお酒は、動脈硬化や細胞機能の

低下を促します。健康を考えるならば、**ビールや日本酒、甘いお酒よりも、ワインや焼酎、ウイスキーなど糖質の少ないお酒がよい**でしょう。

ただし、老人性うつを発症している人の場合、お酒は勧められません。うつ病になるとお酒に逃げてしまう人が多いのですが、アルコールにはセロトニンを枯渇させる作用があります。そのため、「寂しい」「悲しい」「つらい」「苦しい」などの思いを紛らわせようとお酒に走ると、症状がますます悪化します。

元気な人がワイワイと楽しく飲むお酒はうつ病の予防になりますが、ネガティブな感情を抱えているときに自宅で一人酒をすると、その感情が強まり、うつ病の発症や悪化を引き起こします。

また、周りの人がうつ病の人に「嫌なことは忘れろよ」などと慰めて、お酒をたくさん飲ませると、症状が悪化します。絶対にやってはいけません。うつ病治療では「お酒は飲ませてはいけない」が基本原則になっているほどです。

それ以外のかたは、タバコとお酒は、ほどほどに楽しみましょう。

気づき 42

不足しがちな栄養素はサプリメントで補給する

――一つの栄養素が不足するだけでも不調が出やすい

不足しているものを足す。この「足し算健康術」が、65歳以降の人には、健康長寿の秘訣になる、とお話ししました。

サプリメントの活用も、足し算健康術になります。

本来、毎日の食事から必要な栄養素をとることが理想です。しかし、現実には、どうしても不足する栄養素が出てきます。一つの栄養素が不足するだけで、心身に不調が出ることはよくあります。

その不調がサプリメントを活用することで改善し、QOL（生活の質）が上がるとしたら、サプリメントの活用は、心の老い支度によい方法といえます。

　しかし、「どれを選ぶとよいか、よくわからない」という人も多いでしょう。


　テレビをつけていると、サプリメントのＣＭがたびたび流れてきます。雑誌やネットにもサプリメントの広告があふれています。これは、サプリメントが全般的によく売れているということの表れです。利益率が極めて高いことや、薬品のように開発コストもかからないことから、サプリメント業界に参入する事業者も多くなっています。

　そのため、流通している商品は玉石混淆（ぎょくせきこんこう）です。なかには、まるで効果がない怪しげな商品や、単なる水を「聖なる水」などと謳（うた）い、高く売りつける組織もあります。

　無害ならまだしも、場合によっては**アレルギー症状を起こしたり、服用中の薬との相互作用で害が現れたりするサプリメント**もあります。現在、服用中の薬がある人は、相互作用に問題がないか、かかりつけ医か薬剤師に相談するとよいでしょう。

　そもそもサプリメントは、「栄養補助食品」という位置づけです。薬ではないので、薬事法の規制によってＣＭや広告で「治る」「効く」といった表現は使えません。体験者の声もよく取り上げられていますが、すべては個人の感想です。誇張した表現が多いことも理解し、インターネットなどで安全性や有効性を確認しましょう。

サプリメントの有効性については、正確なエビデンス（科学的根拠）が認められていませんが、「まったく効果がない」というエビデンスもありません。判断の基準となるのは、自分自身がどう考え、効果をどう感じるか、です。

サプリメントの上手な選び方とは？

私も、抗加齢医学の国際的権威として知られるクロード・ショーシャ博士に指導を受けてから、15年以上、サプリメントを愛用しています。ショーシャ博士は、私にとって抗加齢医学の師匠のような人物です。

私は、彼のクリニックで検査を受けてから、体の機能を調節するビタミンやミネラル、老化の元凶となる活性酸素を除去する抗酸化物質など、十数種類のサプリメントを、朝晩に分けて飲んでいます。

サプリメントのアンチエイジング効果は、**今の状態から若がえるというよりも、今の状態をキープする**ことにあります。私の実感としては、サプリメントを飲み始めた48歳から、あまり老けなくなったような感じがしています（これも私個人の感想です）。

彼は、自分に合ったサプリメントを選ぶ基準として、「それを飲んで調子がよいか悪いか、体の声を聞きなさい」といっています。

そこで、気になるサプリメントを見つけたら、2週間から1か月ほど試してみましょう。「疲れにくくなった」「元気が出た」「肌の調子がよくなった」「便通がよくなった」など、体調の変化を感じたら足し算健康術がうまくいっている証です。反対に、「効果がない、むしろ体調が悪くなった」というならば、続ける必要はありません。

なお、どのメーカーのサプリメントを選べばよいのか迷ったら、「長年の販売実績がある」または「大企業から販売されている」という基準で選ぶとよいでしょう。長年売られているのは、これまで事故がなかったということ。また大手企業の商品は、企業ブランドを損なわないよう厳しい品質管理が行われている、とも推測できます。

気づき 43

高年者になっても 人の役に立つ仕事やボランティアを続ける

――人の役に立つことが前頭葉の大きな刺激になる

かつての60代といえば、仕事をリタイアする年代でした。

しかし現代は、70代での引退が望ましいといわれています。今後、「生涯現役」が、ますます主流となるでしょう。

一方、「FIRE（Financial Independence, Retire Early の頭文字を取ったもの）」といって、稼ぐだけ稼いで早期にリタイアし、その後は悠々自適に暮らしていくことに憧れる声もあります。

どちらの人生を選ぶにしても、大事なのは、刺激ある暮らしを続けていくことです。

老人性うつを防ぐうえでは、前頭葉に刺激を与え続けることが欠かせません。

お金のことをあまり重視せずに仕事を選べるのも、リタイア世代の特権です。かつて、私が国際医療福祉大学の大学院で心理学の教員をしていたとき、毎年2〜3人ほど、大手企業を定年退職したエリート社員が、臨床心理士の資格を取得するために入学してきました。臨床心理士になるには、大学院を卒業後、合格率6割程度の試験に合格して資格を取得する必要があります。

資格取得のハードルは高いものの、国家資格ではないこともあり、臨床心理士の年収は一般的に300〜400万円と、高収入とはいえません。しかし、年金も貯蓄もある定年退職後であれば、年収が300万円としても、とくに不自由はしないでしょう。

リタイア世代は、カウンセラーとしての需要は大きいはずです。

60代以降の人のすごさは、経験の豊かさにあります。自分では意識していなくても、年齢を重ねたからこそ出る言葉があり、聞く力や包容力もあります。そんな人のカウンセリングには、若い人には出せない安心感があることでしょう。

人の役に立つことは、自分のためにもなります。人の役に立ち、信頼される喜びが、前頭葉に大きな刺激を与えてくれるからです。

また、人から尊敬され、慕われると、心は穏やかになります。何より、誰かの役に立っているという実感は、承認欲求や自己愛を満たし、心身に好影響を与えるのです。

60代以降の人にぜひ実践してほしいのは、「自分にないもの」を探すのではなく、「自分にできること」に目を向けることです。自分にできること、やってみたいこと、世の中のためになること、人の役に立つことのために働けるのも、高年者の特権です。

その喜びは就職に限らず、ボランティア活動でも得られることでしょう。

高年者の経験から生まれるアイデアと知恵は重宝する

最近では、スーパーやコンビニで働く高年者も多く見られるようになりました。テキパキと対応しながらも受け答えが穏やかで、「ありがとうございました」と笑顔でいわれると、嬉しくなります。そんな笑顔に癒やされる人も多いことでしょう。

子育てや自分の親の介護を終えたあとに、経験を活かして介護の仕事に就くのは、意義ある選択です。介護の仕事は体力を要しますが、一定の職種で5年間の実務経験があれば、ケアマネージャーになるための受験資格を得られます。ケアマネージャーになれば、デスクワーク中心になるので、体力が落ちても続けやすくなるでしょう。

今、日本は不景気にありますが、一方で、人手不足の業界が多くあります。自分が働こうと思えば、働ける場所はいくらでもあります。年金だけでは心もとなくても、プラスの収入が月々に入ってくる安心感は、計り知れないものがあるでしょう。

高年になれば、意欲や体力、創造性は若い頃よりも落ちるかもしれません。しかし、**若い人にはない経験から生み出されるアイデアと知恵は、優れている**のです。

現在の60代以降の人にとって、起業のチャンスも至るところに転がっています。今の世の中は若手中心のサービスばかりに特化していて、高年者のことを考えたサービスが非常に少ないからです。

ご自身が「こんなものが欲しい」「これがあったらいいな」と思うものを形にしていけば、それがビジネスに発展するかもしれません。

気づき 44 前頭葉を刺激するために、行列店を見つけたら並んでみる

――ルーティンを避けて新たな出会いを続けてみよう

「私は失敗したことがない。うまくいかない方法を1万通り見つけただけだ」

これは、発明王トーマス・エジソンの言葉です。この言葉には、高年者の気持ちを明るくする大事なヒントがあります。

新しいこと、やってみたいことにチャレンジするとき、始めてみたら思っていたものと違った、というのはよくあることです。「人間関係が難しい」「ストレスがたまる」など、仕事を一つ見たところで、問題はいろいろとついて回ります。

「好き」「楽しい」と思うことであれば、少々の壁も乗り越えていけます。

日本人は、「一度始めたら最後までやり抜く」という思考の持ち主が多いものですが、高年になったらストレスを感じてまで、壁を乗り越えようと頑張る必要はありません。「これはうまくいかないな」と思ったら、違う場所に移っていけるのも、時間にもお金にも縛られない、高年者の特権です。そうやって1万通りの方法を試していけば、そのうち、必ず自分が「好き」「楽しい」と思える居場所が見つかるでしょう。

そう考えると、「失敗」あるいは「残念」に思えることも、「好き」と思えることに出会うためのステップだったとわかります。

新しい出会いは、前頭葉の刺激になります。

日本人の多くは、前頭葉を1割も使っていないといわれています。でも、安心してください。前頭葉が萎縮しても、残された9割の能力を引き出していければ、恐れることは何もありません。

そのためには、**ルーティンを避け、新しいことにチャレンジすることが効果的**です。

新たな仕事を始めるなどの大きなチャレンジもよいのですが、小さなチャレンジでも十分に前頭葉に刺激を与えられます。

「まぁ、いいか」は自分も他人も許せる魔法の言葉

簡単に始められるチャレンジとして、行きつけ以外のお店に飛び込んでみましょう。街を歩いていて、行列のできているお店を見つけたら、あえて並んでみるのもよい刺激です。行列ができるお店というのは、「並んででも食べたい」と思わせる何かがあります。それを突き止めるために、並んでみるのです。待ち時間を耐えたあとに出会う味は、前頭葉を大いに活性化してくれることでしょう。

その際、「何ごとも勝敗は1勝9敗」と考えるのがコツです。「並ぶほどの味ではなかった」ということが多いかもしれませんが、それもまた一つの発見です。世の中、どんなことも「やってみるまでわからない」のです。

予期不安に囚われやすい人は、リスクを避けたい思いが先に立って及び腰になり、実際に「やってみる」ことに消極的です。それが結局のところ、予期不安をますます

高める思考回路を作ってしまいます。

しかし、いろいろなことを心のおもむくままに試してみる、という前向きな姿勢は、人生を楽しく過ごし、幸福を感じるための糧(かて)になります。

そういう意味で、初めてのお店に飛び込んでみるというのは、手っ取り早く簡単に始められる前頭葉の刺激のトレーニングになるのです。

生きていると、がっかりして気分が落ち込むことがあります。期待していたお店の味が、イマイチだったとき。

そんなときに、気分をサラッと変えてくれる魔法の言葉があります。

「まぁ、いいか」、です。

「まぁ、いいか。次はうまくやろう」「まぁ、いいか。今回はこれでよしとしよう」と思えれば、許す気持ちが生まれ、心はスーッと軽くなります。

自分も他人も**許す気持ちを生み出せる、メンタルにとても優しい言葉**です。ぜひ、日常で使ってみてください。

気づき 45

死ぬまで学び、チャレンジして、自分で考えられる賢い高年者を目指す

――知識よりも「人とは違う見方ができる」ほうが重要

日本とは、おかしな国だなぁとつくづく思うことがあります。その一つが、学歴に対する考え方です。

私は東大の医学部を卒業しましたが、その学歴だけを見て「先生は賢いですよね」といってくる人がいます。では、東大卒の人間は、みんな賢いのでしょうか。

東大を出たところで、その後も勉強を続けなければ、バカになります。悲観的な判断しかできず、愚かな選択をし、人生を棒に振ってしまう人もいます。

ところが、日本人の多くは、いったん賢くなった人は、もうバカにならないと思っ

ているようです。自分よりも高学歴の人に劣等感を抱き続ける人もいます。

しかし、学歴とは、ただの通過点に過ぎません。学歴なんかよりも大事なのは、社会に出て、どんなことを学び、何をやったか、です。

学ぶこと、チャレンジすることを続けていれば、人は何歳になってもどんどん賢くなっていきます。私も、学ぶのを休んだことはありません。

ただし、正直なところ、本を読むなどの方法だけでは、脳に多くの刺激は与えられません。

認知心理学では、賢いとは、知識の多さではなく、蓄積した知識を使って推論できること、としています。つまり、**知識を加工して新しい考え方を生み、それをアウトプットする、その加工能力の高さが賢さになる**のです。

ですから、年を取っても賢い人であり続けたいのならば、本を読んだりテレビのニュース解説を聞いたりしたとき、「そうだったのか」と納得して終わらせず、そこで斜(しゃ)に構えて、いかに人と違うことをいえるかを考えてみましょう。

毒にも薬にもならないような知識ばかりの物知りな高年者を目指すよりも、人とは違う見方ができる「面白い高年者」を目指したほうが魅力的であり、前頭葉を大いに刺激できます。そういう思考ができれば、老人性うつを遠ざけることもできます。

ちなみに、私の長年の担当編集者は、「ウクライナのように他国に侵攻されたらどうするか」と、著名な老評論家に問うたところ、「若い人が犠牲になるくらいなら、若い人の代わりにオレたち高年者が盾になってやる」といわれ、感激して泣いたそうです。

脳トレよりも会話のほうが脳に刺激を与える

認知症予防のために脳トレに励む人がいますが、脳トレはハッキリいって、効果は限定的です。

脳トレを続けると、そのトレーニングをした項目の点数は上がるものの、ほかのテストの点数は上がりません。つまり、脳全体が活性化するのではなく、その問題を解く機能が高まっただけ、というわけです。

しかも、脳は、つまらないことをしても活性化しません。反対に、楽しいこと、今まで考えたこともないことを思考し、それを人に話すことで脳は活性化します。

私は**認知症予防にも老人性うつ予防にも、会話がとても重要**だと考えています。

会話は、相手のいったことを理解し、瞬時に何かしらの反応を返すという、非常に高度で知的な作業なので、頭が強制的に回転するのです。

新たな学びを得るために、カルチャーセンターなどに通うのも、とてもよい方法です。あるいは、資格の取得を目指して、学校に通うのもいいでしょう。

また、独学で頑張るよりも、人とともに学んだほうが脳の刺激になります。先生に教わり、誰かと学べば、そのぶん、会話が増えるからです。理解できないところを質問し、自分の考えを伝え、仲間と議論すれば、非常によい刺激を脳に与えられます。

難しい資格を取得しなくても、カラオケ教室でも俳句教室でも、なんでも「楽しい」「やってみたい」と感じることに思い切って飛び込み、チャレンジするとよいと思います。人と何かに打ち込めば、そこには大きな刺激が待っていることでしょう。

気づき

46

財産は子どもに残さず、自分自身の心の豊かさのために使う

――「老後は2000万円が必要」というウソ

65歳からは、お金は使えば使っただけ幸せになります。

お店に行けば、「お客様」と呼ばれて大切にされます。お気に入りの服、オシャレなカバンと靴で出かければ、それだけで気分も高揚します。おいしいものを食べれば心も体も満たされ、映画を観れば感動します。

ですから、自分の幸せのために、これからはお金をどんどん使いましょう。

そんなことをいうと、「老後の資金が心配」という人がいます。しかし、私にいわせれば、老後の資金など、いらないのです。

この国の為政者たちが心底愚かだと思うのは、「老後は2000万円の資金が不足する」などとポロッといってしまう点です。これが報道されると、あっという間に「老後には2000万円の貯金が必要」と話が転じて広がりました。

しかし、冷静に考えてください。たとえば、老後に年金をもらいながら、年収300万円の仕事を6〜7年間続ければ、2000万円に到達します。

不安を不安のまま放置すれば、余計に不安が膨らんでいきます。お金が心配ならば、自分のこれからの人生にどのくらいの費用が必要か、計算してみましょう。

もしも**不足分があるなら、自分にできることを探して働けばよい**だけの話です。慢性的に人手不足の日本では、65歳を過ぎても働ける場所が、いくらでもあります。

もう一つ、老後のためにお金を貯めておく必要がない理由は、「生活保護」を活用すればよいと思うからです。

「生活保護を受けるなんて、恥ずかしい」と思う必要は、まったくありません。私たちは、これまで相当な額の税金を払ってきました。その元を取るつもりで、生活保護を活用すればいいのです。

これは知らない人も多いのですが、年金の額が厚生労働省の定める最低生活費に満たなければ、その差額がもらえます。年金暮らしで、貯金がゼロという人は、積極的に申請しましょう。車や持ち家も、それが「どうしても生活に必要」とみなされれば、生活保護受給者も特例で所有できるようになっています。

生活保護を利用すれば、医療費もタダになります。入院費用も基本的にタダです。もちろん、個室入院などはできませんが、これはかなり大きなメリットでしょう。

実は、日本は、かなり福祉が充実しています。ところが、思慮深い日本人は、「国のお荷物になってはいけない」などと遠慮して、当然の権利を手放しているのです。

こんなにもったいなく、為政者にとって都合のよいことはありません。

――財産を子どもに残すからトラブルが生じる

私は、**お金があるがゆえに苦労する高年者**を、嫌というほど見てきました。

とくに、子どもとの関係がゆがみます。下手に財産があると、子どもはそれをあてにするようになります。「いつか自分が手にするお金」と勘違いするのです。

こうなると、親の行動にいちいち制限をかけるようなことをいってきます。高級老人ホームに入居しようとしたら、「そんなに大金をかけて、貯金がなくなったらお父さんの老後が心配」と、ランクの低いホームを勧めてくるかもしれません。「節約のため」と子どもとの同居を強いられたりして、子どもに遠慮しながら暮らしている人もいます。

妻との死別をやっとの思いで乗り越え、素敵な女性と巡り合い、再婚を決めたのに、「財産が目当てに違いない！」と猛反対され、泣く泣くあきらめる人も少なくありません。これが、まったく財産のない親だった場合、「再婚相手に介護をお願いできる」との計算が子どもに働き、拍手して喜ばれるものです。

財産という形で子どもに何かを残そうとするから、トラブルが生まれます。ならば、今、生きているうちに、家族と楽しい思い出を作ったり、自分自身の心が豊かになることにお金を使うのが、自分も家族もみんなが幸せになる方法だと私は思います。

気づき
47

しがらみから解放され、夫婦の関係を一度リセットする

――ストレスを抱えながら付き合い続けるのは人生のムダ

うつ病など心の病の原因は、およそ4割が対人関係にあるとされています。

老人性うつを防ぐ、あるいは改善していくには、対人関係を見直していく必要があります。そういう意味で、現役をリタイアしたあとは、わずらわしい人間関係を解消するのに、最適な時期です。

ところが、定年退職したのちも、現役時代の人間関係を変えられない人がいます。

上司と部下の関係は、会社を離れればもう終わりです。それなのに、元上司に気を遣うようなことを今も続けていませんか。こちらが元部下という態度を続けていると、

相手は永遠に「元上司」という態度でやってきます。これは相当なストレスです。

ですから、ストレスを感じる人とは、ダラダラと付き合い続けないようにしましょう。「この人とはもう十分」と思ったら縁を切れるのも、自由に生きられる65歳以上の特権。一緒にいると居心地よく、楽しい人との付き合いを大事にしたほうがよいです。

もう一つ、65歳以降になったら見直したほうがよいのが、「夫婦関係」です。

理解する必要があるのは、男女の体の仕組みです。先述しましたが、**男性は加齢とともに男性ホルモンの分泌が減り、活動意欲も停滞**します。一方、女性は、閉経後から男性ホルモンの分泌が増えて、活動意欲も社交性も高まっていきます。

ところが、現在の高年世代の男性は、家事をあまりせず、妻任せにしている人が目立ちます。妻は社交性が増していてどんどん外に出て行きたいのに、「家のこともせずに、出かけてばかりいる」と夫に恨みごとをいわれ続ければ、「いい加減、別の人生を歩みたい」と思うようになって当然です。

人生100年時代といわれる現代です。「残りの人生も、この人の面倒を見ながら生きていくのか」と思えば、「離婚」の2文字が頭に浮かびます。しかし、リタイア後は妻とゆっくり過ごそうと思っていた夫は、「裏切られた」との思いに陥るでしょう。お互いを理解し合えていない状態で夫婦関係を続けても、幸せな晩年が過ごせるでしょうか。家という場所が、ストレスの原因になったときの精神的負担は計り知れません。何より、我慢しながら毎日を過ごすのは、人生のムダ遣いです。

――「つかず離れず婚」が心を健康にする

熟年離婚や卒婚は、よく考えてみると、起こるべくして起こる現象といえます。

そもそも一夫一妻制は、人間の自然な本能に沿った制度ではなく、人類が社会化するにつれて、さまざまなルールとともに生まれた制度です。

子孫を残し、子育てをしていくという本能を、高度化した人間社会に定着させるために、一夫一妻制が合理的であっただけのことです。

それも人生50年の時代であれば、問題は起こりませんでした。しかし、寿命が大幅に延びたうえに、価値観が多様化した現在、人生１００年を添い遂げるべきとする従来の婚姻制度には、明らかに無理があります。

それならば、子育てが終わってからの夫婦関係は、もっと自由でよいのではないでしょうか。

現役を**リタイアする65歳からは、夫婦関係を一度リセットするよい機会**です。お互いに精神的に自立し、第二の人生を歩んでいく関係性を新たに築いていくチャンスです。どちらかが介護の必要な体になってからでは、リセットは難しくなります。

離婚の道を選ぶにしても、憎み合って別れるのでないのならば、ときどき会って食事をするといった、よき友人のような関係を築き直すこともできます。

夫婦関係を続ける場合には、家事の分担はもちろんのこと、お互いに相手を束縛することなく自由に生きていくことが、心の健康にとって大切です。

それぞれ好きなものを食べ、好きなところへ出かけ、好きな仲間と交際し、ときには一緒に外食を楽しむ——。そんな「つかず離れず婚」こそが、65歳以降のよき夫婦のあり方ではないでしょうか。

気づき 48

性欲や恋心にフタをせず、脳も心も若々しさを保つ

――バイアグラは動脈硬化の血管を若がえらせる

前頭葉の活性化には、刺激が必要です。

新しいことにチャレンジする、「楽しい」と思うことに取り組むなど、方法についていろいろお話ししてきましたが、最も単純でわかりやすい刺激が「性的刺激」です。

性欲は人間にとって、非常に重要な本能の一つです。知性の高低、性格のよし悪し、地位の高低などに関係なく、皆に等しく備わっています。

一般的に、老化に伴って性欲は減退すると思われています。しかし、実際のところ、「性欲が減退している」というよりも、「行動意欲が落ちている」というのが正解です。

人間の性的欲望は、年齢を重ねても、そう簡単に失われるものではないからです。

ただし、高年になると、男性の場合、器質的に勃起力が弱くなります。そのことが心理的な抑圧となって、セックスに対する意欲にブレーキをかけてしまうのです。

しかし、現在は「バイアグラ」という画期的なＥＤ（勃起不全）治療薬があります。服用すれば、数時間、勃起力を回復できます。泌尿器科に行けば問診で簡単に処方してもらえます。

しかも、**バイアグラには、動脈硬化によって血流が悪くなった血管の状態を改善する効果がある**ことがわかっています。要するに、血管を若がえらせる効能があるのです。また、体内で発生している活性酸素の害を減らす作用があることも知られています。

たとえば、血管を若がえらせたい人は、バイアグラよりも長時間の作用があるシアリスやレビトラなどのＰＤＥ５阻害薬（排尿障害改善薬）を、２日に１回程度、服用すればいいのです。当然、服用中の薬との兼ね合いにはなりますが、興味のある男性は試されてよいと思います。

日本には、加齢とともに年相応に枯れていき、悟りの境地に至ることを理想とする美徳があります。しかし、なぜ枯れて、悟りの境地に入る必要があるのでしょうか。生きている間は懸命に生きてこそ、生命力そのものに真の美しさが宿るのだと、私は多くの高年者を見てきて感じています。

——性欲＝生きる力。決して抑え込んではいけない

生命力の源になるのが、「欲望」です。欲望は、生きている証です。欲望が枯れていけば、老化が進んで生命の灯も自ずと消えていきます。

恋をするのも、前頭葉にとって大きな刺激となり、心の若さを保つうえでも、絶大な威力を発揮します。その欲望に、素直に従ってみましょう。

恋愛時には、エンドルフィン、ドーパミン、セロトニン、オキシトシンといった脳内ホルモンが大量に分泌されます。これらのホルモンは、幸福感、快感、愛情、安らぎといった感情を呼び起こします。

もう**いい年齢だからと、恋愛感情を抑制するのはナンセンス**です。子育てが終わっ

たのであれば、配偶者のほかに恋人がいたところで、なんの問題があるでしょうか。それを「不倫」といって不道徳だと糾弾する人たちがいますが、余計なお世話です。そこまですることに抵抗があるのならば、実際の恋愛でなくても、アイドルや俳優に恋をする疑似恋愛も前頭葉の刺激になるため、欲望を湧き起こさせるよい方法です。

性欲も、人間の生命力において重要な欲望なので、自らフタをしてはいけません。性欲を「下品」「不道徳」などとする空気が日本にはいまだにありますが、それは大きな間違いです。そんな心得違いの風潮にならい、生きる力を自ら抑え込んでいるのだとしたら、こんなにもったいないことがあるでしょうか。

そこで、前頭葉の若がえりのためにも、意識的に性的関心を持ちましょう。夫婦間のセックスに刺激がなくなっているのならば、ときには風俗店で遊ぶのも悪くありません。最近では、女性専用の風俗サービスも盛況だと聞きます。

「どうだ、まだまだ若いんだぞ！」と自慢するくらいの気持ちで、自分の性欲を肯定できる人ほど、見た目も心も、そして前頭葉も、若々しく保てるのです。

気づき 49

毎日のウォーキングや散歩を「旅気分」で楽しむ

高年者のウォーキングにおける3つのポイント

高年者にとっていちばんよい運動は、「ウォーキング」です。

ウォーキングのように全身を使う有酸素運動は、心肺機能を改善させ、骨を丈夫にしてくれます。足腰を使うため、筋肉や関節の能力が高まり、思わぬケガや転倒の防止にも役立ちます。歩くことで脳内の血流が促進されて、認知症予防にもなります。

さらに、心が若がえります。運動には、ストレスを発散する効果があるため、気分が上がり、爽快感を得られるのです。

ウォーキングには、大事なポイントが3つあります。

①屋外を歩くこと
②三日坊主にならないこと
③歩くコースを決めないこと

家の中にランニングマシンなどを置けば、外出する面倒がなくなりますが、日光を浴びないため、セロトニンの十分な分泌は促せません。外を歩いて**不足しがちなセロトニンの分泌を活性化させることも、ウォーキングの大切な役割**です。

また、大切なのは継続です。つい「面倒だな」と思って休んでしまえば、翌日もあれこれと休む理由を見つけ始めるでしょう。

運動も、毎日歯磨きをするのと同じような気持ちで、一定の期間続けていれば、それが日常になり、今度は体を動かさないと落ち着かなくなります。そうなるまで、面倒な感情に惑わされず、気持ちを強く持って外に出かけましょう。

さらに、毎日、同じコースを黙々と歩くのではなく、コースに変化をつけると、グッと楽しくなります。毎日、新たな発見があって前頭葉の刺激になるでしょう。

――ハードな運動よりも散歩のほうが若がえる

ウォーキングが難しい場合は、散歩でも十分です。

散歩も、「小さな旅」だと思えば、楽しさが増します。自宅の周辺であっても、旅気分で歩けば、普段は見えなかったものが見えてきます。季節の移り変わりを体感し、路傍に自生する名もなき可憐な花を見つけて、スマホで写真を撮る……。そんな小さな発見が、心を癒やし、幸福感を与えてくれます。

ときには、なり行き任せで電車に乗り、初めての駅に降り立ってみるのもお勧めです。「旅行をする」というと、お金も準備も大変に感じられますが、そんなぶらり旅であれば、電車賃さえあれば十分です。それでも、旅行するのと変わらないくらいの新鮮な発見と刺激が得られるでしょう。

歩く時間の目安としては、**60代であれば毎日40〜50分程度、70代以上であれば20〜**

30分程度で十分です。

ただし、気分が乗らない日は早めに切り上げて、もっと歩きたい日には、もう少し歩いてOKです。決まりごとを作らないほうが継続しやすいでしょう。

なお、ランニングやハードな筋トレは、60代以降はあまりお勧めしません。ハードな運動をすると、かえって老化を促進させて、ケガのもとにもなります。それならば、散歩を趣味にしたほうが、よほど心と体の若がえりのためになります。

また、ストレッチや軽い筋トレは、できる範囲で行うことをお勧めします。

ストレッチは、ラジオ体操でも十分な効果が期待できます。筋トレは、諏訪中央病院の名誉院長である鎌田實（かまたみのる）先生が提唱している「かかと落とし（つま先立ちの姿勢から、かかとをストンと下げる体操）」と「スクワット」を私は実践しています。

本屋さんに行けば、高年世代向けの運動を紹介した本がたくさん並んでいます。自分に合い、続けやすい運動を選んで、飽きたら別の運動を探してみる。そのくらい気楽な気持ちで行うと、運動も続けやすいでしょう。

気づき 50

親の介護を「自分の仕事」と抱え込まず、堂々とプロに任せる

——在宅介護は現代の日本に不向き

親の介護は、ほとんどの60代の人たちが直面する問題です。60代の人たちの親となれば、80~90代でしょう。その頃になると、自力での歩行が難しくなって車イスを使用したり、寝たきりになったり、認知症を発症したりします。

介護をするにあたり、いちばん大切なことは、自分の親のことだからと、生活を犠牲にしてでも頑張ろうとのめり込まないことです。

もちろん、親を思う気持ちは尊いものです。ですが、60代の子どもが80代、90代の親の面倒を見る「老々介護」は、心身ともに疲弊してしまいます。相手が肉親であっ

ても、自分だけで頑張ろうとすると、相当な重圧がかかってきます。

ところが、「自分は大変なことに取り組んでいる」という自覚がないと、無力感を覚えて介護に挫折しやすく、自分を責めるようになりがちです。心労が重なれば、うつ状態に陥ります。実際、**介護疲れから老人性うつになる60代の人は非常に多い**のです。

精神科医として、この不幸はなんとしても減らしていきたいと思っています。


そもそも、現代の日本では、在宅介護そのものに無理があります。

核家族化が進んで人手が極めて少なくなっているうえ、居住空間も狭く、昔とは比べものにならないほど、介護のストレスは複雑で大きくなっているのです。

だからこそ、日本には、介護に関するさまざまな公的サービスが用意されています。民間の介護施設もたくさんあります。サービスの内容は、かなり充実しているのです。

こうしたサービスを受けるために、私たちも親たちも長い間、介護保険料を支払い続けてきました。介護保険は介護が必要になったときのための積立金のようなもの。受けて当然の権利なのです。

——プロに頼れば介護される側も幸せになれる

介護保険を使って公的サービスをフルに活用するためには、まず介護関係の情報を得るために、市区町村の福祉課の窓口に行きましょう。すると、地域の包括支援センターを紹介してくれます。そこにはケースワーカー（相談支援事業を行う職員）がいて、介護認定を受ける手順を進めてくれます。

介護認定を受ければ、ケアマネージャーが紹介されます。ケアマネージャーは、介護のチームリーダー的な存在です。介護に関するあらゆることを具体的に一つひとつ教えてくれるうえ、ケアプランを立て、必要な手配も行ってくれます。

現代の介護は、チームワークで行っていくのがいちばんです。一人で何もかもやる必要は、決してありません。

当然、家族にしかできないことはあります。ですが、通常の介護についてはプロに任せればよいのです。「餅は餅屋」というではありませんか。介護にあたっては、できるだけ合理的に考えることです。

たとえば、入浴一つをとっても、細かなノウハウがあります。素人が慣れない手で四苦八苦するよりも、プロに任せたほうが、介護される親も快適というものです。

やがて、認知症が進行したり、車イスの生活になったり、寝たきりになったりするときが来ます。この場合は、ためらわずに施設への入所を考えてよいと思います。

「最期まで自宅で親を介護したい」という気持ちはよくわかります。ですが、その思いで突き進み、介護倒れをしていく親子を、私はたくさん見てきました。気がかりであれば、**できるだけ頻繁に施設を訪問し、笑って話し相手になってあげる**ことです。

最近では介護離職をする人もいますが、私は反対です。よほどのことがない限り、介護のために自分の仕事を手放すことは、すべきではありません。

年を取って人に頼るのは、当然のことです。上手な頼り方がわかっていれば、親子ともども、幸福であり続けられます。介護も周囲のサポートに頼ることで、老後を恐れる気持ちが消えて、今を楽しんで生きられるようになるのです。

おわりに　人生、何事も死んでから

1971年に出版され、大ベストセラーになった日本人論『「甘え」の構造』（弘文堂）の著者であり、精神科医の土居健郎先生は、私の精神分析の師匠にあたる人です。

土居先生が口グセのようにいっていた言葉があります。


「人生、死んでからだよ」


まだ30代の頃の私は、早く有名になりたい、偉くなりたい。でも、なかなかうまくいかない……。そんな赤裸々な思いを土居先生に、たびたび話していました。すると、当時70代後半だった土居先生は、そうお答えになったのです。

土居先生は、肩書きを得ることや学会の権力闘争には、まるで無頓着でした。

それは、生きているうちに肩書きや名誉を得ることよりも、死んでから自分自身や自分の理論がどう評価されるかのほうが、よほど大事だと考えていたからでしょう。

当時の私にはあまりピンと来なかった「人生、死んでからだよ」の言葉が、この年齢になってみると、その通りだとつくづく思うようになりました。

「有名になりたい」「お金持ちになりたい」「名誉や肩書きが欲しい」と考えるよりも、死んだあとで「あの人は素敵な人だった」と思い返してもらったり、「実は偉い人だったんだ」と再認識されたりすることを意識しながら生きるほうが、人生は輝きます。

不機嫌で仏頂面（ぶっちょうづら）の自分よりも、**陽気で楽しく、人に優しい自分を覚えていてほしいと思うのが、人情**です。そんなふうに、「死んでから、どう思われるか」と意識すると、65歳からの人生をどう生きればよいか、鮮明に見えてくるのではないでしょうか。

この世界に、不毛な死があるのだとしたら、それは死を恐れるあまりに自分の生き方を見失ってしまうことではないか、と思います。

死んだあとに自分自身がどうなるのか、どこに行くのかという視点で死を考えると、わからないことばかりで不安が増します。

けれども、死んだあとに「自分が周りからどう思われるのか」は、ある程度わかります。そして、その記憶は、自分次第で今日から変えていくこともできるのです。

今、自分ができることに目を向けていく。そうすることで、不安な気持ちを「生きる力」へと変えていけます。

人生の最終段階にある人から、よく聞く言葉があります。

「死ぬまでに、楽しい思い出をもっと残しておけばよかった」

最期にお金がたくさん残っていてもあまり意味はありませんが、素敵な思い出がたくさんある人は、幸せに旅立っていくように思います。

ですから、人生の最期を迎えるにあたって、なるべくたくさんの思い出を残しておくことが大切です。「あのときお金をケチらずに、あそこに行っておけばよかった」などという後悔は、しないに越したことはありません。

もう一つ、心の老い支度で言い残したことがありました。

人に対して**よいこと、親切なことをしてきている人ほど、最期までみんなに慕われ、別れを悲しんでもらえる**、ということです。

「道徳的な高年者になりましょう」とはいいませんが、高年者の晩年をたくさん見てきた私は、そう感じています。高年期によいことをたくさん行えば、それが周りの人の記憶に残りやすくなります。

そのときが来たら、自分はどれだけの人に泣いてもらえ、死を惜しんでもらえる人間なのだろうか。そんなことを、今日から考えながら行動していくと、面白い生き方ができるように思います。

たとえば、少子高齢化が進む日本で、家の跡継ぎは近い将来、途絶える可能性が高くなります。私にも娘が2人いますが、どちらも嫁に行ったため、和田の姓を継ぐものはいなくなりました。ですが、私はそれでいいと思っています。

立派な墓を建てたところで、いずれ墓参りをしてくれる人はいなくなります。それならば、墓石に名前を残すことよりも、社会に名前を残すためにお金を使ったほうが、よほど人の記憶に残る生き方ができます。

たとえば、母校に墓石分の値段の本を寄贈し、その本に「●●年卒業生　〇〇〇〇氏から寄贈」と印鑑でも押してもらえば、自分の名前は死後も、たくさんの名著とともに、次の世代を担う子どもたちの記憶に残ることになります。

もっと財産がある人ならば、慈善団体などの施設に資産を投じて、ネーミングライツ（命名権）を買えば、文字通り、自分の名のついた施設を残すことも可能です。

秋田県にある国際教養大学には、24時間、365日開いている「中嶋記念図書館」が設置されています。これは初代学長、中嶋嶺雄（なかじまみねお）さんの「いつでも勉強できる場を提供したい」との思いを実現させたもので、その功績を称えて命名されました。

お金を使わなくても、**体の自由が利くうちにボランティアにたくさん参加する**ことはできます。生活費を稼ぐための仕事をするなかで、人に親切に笑顔で接することもできます。人の記憶に残る生き方は、今いる場所からいくらでも始められるのです。

そんなふうに、自分が死んだあとの世の中に強く思いを馳（は）せることは、現在の生を充実させることになるのでしょう。

さあ、人生のご褒美となる65歳からの一日一日を、どのように過ごしていきましょうか。本書で紹介した50のヒントが、これからの皆さんの人生を輝かせる一助になりましたら、著者として望外の喜びです。

人生、何事も死んでからですよ。

和田秀樹（わだ・ひでき）

1960年、大阪府生まれ。東京大学医学部卒業。精神科医。東京大学医学部附属病院精神神経科助手、米国カール・メニンガー精神医学校国際フェローを経て、現在、ルネクリニック東京院院長。高齢者専門の精神科医として、35年近くにわたって高齢者医療の現場に携わっている。『80歳の壁』『ぼけの壁』（ともに幻冬舎新書）、『70歳が老化の分かれ道』（詩想社新書）など著書多数。

65歳から始める
和田式　心の若がえり

2023年7月10日　第1刷発行

著　者　和田秀樹
発行人　見城 徹
編集人　福島広司
編集者　小林駿介
発行所　株式会社 幻冬舎
〒151-0051 東京都渋谷区千駄ヶ谷4-9-7
電話 03(5411)6211(編集)
03(5411)6222(営業)
公式HP:https://www.gentosha.co.jp/
印刷・製本所　株式会社 光邦

検印廃止

Printed in Japan
ISBN978-4-344-04136-3 C0095

この本に関するご意見・ご感想は、
下記アンケートフォームからお寄せください。
https://www.gentosha.co.jp/e/